ÉTUDE

CLINIQUE ET EXPÉRIMENTALE

SUR LA

RESPIRATION DE CHEYNE-STOKES

PAR

LE DR CAMILLE BIOT

EX INTERNE DES HOPITAUX ET DE LA MATERNITÉ DE LYON
MEMBRE ADJOINT
DE LA SOCIÉTÉ DES SCIENCES MÉDICALES
MEMBRE TITULAIRE
DE LA SOCIÉTÉ ANATOMIQUE DE LA MÊME VILLE

PARIS

LIBRAIRIE J. B. BAILLIÈRE ET FILS

19, RUE HAUTEFEUILLE, PRÈS DU BOULEVARD SAINT-GERMAIN

—

1876

ÉTUDE

CLINIQUE ET EXPÉRIMENTALE

SUR LA

RESPIRATION DE CHEYNE-STOKES

DU MÊME AUTEUR

ÉTUDE COMPARATIVE SUR LA TEMPÉRATURE AXILLAIRE ET LA TEMPÉ-
RATURE RECTALE.

CORPS ÉTRANGERS DU COUDE.

QUELQUES MOTS SUR LE JABORANDI.

NOTE SUR UN CAS DE SARCOME INTRA-RACHIDIEN.

TUBERCULOSE RÉNALE.

(Ces différents mémoires ont été insérés dans le *Lyon-Médical*, de 1872 à 1876.)

CONSIDÉRATIONS PRATIQUES SUR L'OPÉRATION DU BEC-DE-LIÈVRE.
(*Bulletin de thérapeutique médico-chirurgicale*, n° du 30 avril 1875.)

CONTRIBUTION A L'ÉTUDE DU PHÉNOMÈNE RESPIRATOIRE DE CHEYNE-
STOKES avec tracés pneumographiques et sphygmographiques. *Lyon-Médical*,
1876. in-8. . . . .   1 fr

LYON. — IMP. PITRAT AINÉ, RUE GENTIL, 4.

ÉTUDE

CLINIQUE ET EXPÉRIMENTALE

SUR LA

RESPIRATION DE CHEYNE-STOKES

PAR

LE DR CAMILLE BIOT

EX INTERNE DES HOPITAUX ET DE LA MATERNITÉ DE LYON
MEMBRE ADJOINT
DE LA SOCIÉTÉ DES SCIENCES MÉDICALES
MEMBRE TITULAIRE
DE LA SOCIÉTÉ ANATOMIQUE DE LA MÊME VILLE

PARIS

LIBRAIRIE J. B. BAILLIÈRE ET FILS

19, RUE HAUTEFEUILLE, PRÈS DU BOULEVARD SAINT-GERMAIN

1878

INTRODUCTION

En 1876, alors que nous avions l'honneur de remplir à l'Hôtel-Dieu de Lyon, les fonctions d'Interne dans le service de M. le Dr Raymond Tripier, nous eûmes l'occasion d'observer un malade atteint d'insuffisance aortique, qui présenta pendant les trois dernières semaines de son existence le phénomène respiratoire si curieux, connu sous le nom de respiration de Cheyne-Stokes. Cette observation fut pour nous le sujet d'un mémoire que nous eûmes l'honneur de communiquer à la Société des sciences médicales et dans lequel nous exposions, en outre, les diverses théories qui ont été proposées pour l'explication de ce phénomène.

Depuis cette époque, nous n'avons cessé de rechercher les faits du même genre, et nous sommes heureux d'exprimer ici notre gratitude à nos anciens chefs de service et à nos collègues pour l'empressement avec lequel ils ont bien voulu concourir à notre travail. Nous remercierons tout spécialement MM. Clément et Lépine pour la bienveillance avec laquelle ils ont mis à notre disposition leurs appareils enregistreurs, leurs services dans les hôpitaux, et leurs documents bibliographiques.

Cette étude n'est pas purement spéculative : ce n'est pas une simple dissertation sur un point limité de théorie sans application pratique. Les conditions spéciales dans lesquelles se développe ce phénomène, la haute gravité de son apparition et surtout le danger de telle ou telle médication, même fort rationnelle en apparence, dans le cas où on le constate, justifient l'étendue que nous donnons à ce travail.

Sans nous attacher autant que dans notre premier mémoire à la partie physiologique, nous nous occuperons plus spécialement aujourd'hui du côté clinique de la question, nous insisterons spécialement sur la différence notable qui existe entre le vrai type de Cheyne-Stokes et d'autres rhythmes plus ou moins voisins qui ont été parfois confondus avec lui. Puis nous exposerons les observations que nous avons pu réunir, nous essaierons de les discuter, de les classer ; et nous verrons si de cet examen il est possible de déduire une loi clinique qui nous permette de dire : 1° dans quelles affections se montrera le phénomène ; 2° quelles sont les modifications organiques sous la dépendance desquelles il apparaît ; 3° quelle en sera la valeur pronostique ; 4° quel peut en être le traitement.

ÉTUDE CLINIQUE ET EXPÉRIMENTALE

SUR LA

RESPIRATION DE CHEYNE-STOKES

CHAPITRE I

DÉFINITION, CARACTÈRES DU RHYTHME RESPIRATOIRE DE CHEYNE-STOKES

Pour définir ce qu'on entend par type respiratoire de Cheyne-Stokes, nous ne saurions mieux faire que de citer textuellement les auteurs qui, les premiers, ont remarqué ce symptôme.

En 1816, Cheyne de Dublin publiait[1] l'observation d'un gentleman de 60 ans qui, atteint de dégénérescence graisseuse très-avancée de presque tout le muscle cardiaque, avec dépôts stéatomateux et calcaires dans l'aorte, eut deux hémorrhagies cérébrales, à deux mois de distance l'une de l'autre. La première guérit sans paralysie; la deuxième, suivie d'hémiplégie, emporta le malade en huit

[1] Dublin Hospital. *Reports.*, vol. II, p. 247.

jours. « La seule particularité de la dernière période de la maladie, qui ne dura d'ailleurs que huit ou neuf jours, ajoute Cheyne, fut l'état de la respiration. Celle-ci devint irrégulière pendant quelques jours : elle cessait entièrement pendant un quart de minute, reparaissait très-faiblement d'abord, puis, par degrés devenait haletante et rapide, pour disparaître de nouveau progressivement. Cette évolution de la respiration durait une minute environ pendant laquelle on comptait trente actes respiratoires. »

Stokes[1] qui rapporte cette observation fait bien remarquer ce phénomène singulier. Quelques pages plus loin, lorsqu'il traite du diagnostic général de la dégénérescence graisseuse du cœur, cet auteur, à propos des symptômes se rapportant à la respiration, revient sur le même sujet et s'exprime ainsi qu'il suit : « Il est un symptôme qui paraît lié à l'affaiblissement du cœur, qui consiste en une série d'inspirations de plus en plus fortes, jusqu'à un maximum d'intensité, après lequel elles diminuent progressivement d'étendue et de force, et finissent par une suspension, en apparence complète, de la respiration. Le malade peut rester dans cet état pendant assez longtemps pour que les personnes qui l'entourent croient à sa mort, puis une inspiration faible, suivie d'une deuxième inspiration mieux marquée, commence une nouvelle série de mouvements inspiratoires analogue à celle que nous venons de décrire... Il est peu de phénomènes plus remarquables et mieux caractérisés, soit que l'on considère

---

[1] Stokes. *Traité des maladies du cœur et de l'aorte*, traduit par le Dr Sénac. 1864.

la suspension prolongée de la
respiration qui se produit sans
douleur pour le malade, soit
qu'on étudie les inspirations au
moment de la plus grande vio-
lence, alors que le malade ra-
mène sa tête en arrière, relève
ses épaules et contracte chacun
de ses muscles inspiratoires par
un effort suprême, sans qu'il y
ait le moindre râle ni aucun signe d'obstacle mécanique à l'entrée de l'air dans la poitrine...
La diminution de la force et de
la longueur des respirations se
fait d'une façon tout aussi régulière et tout aussi remarquable.
Les inspirations sont de moins
en moins profondes jusqu'à devenir imperceptibles. Il y a alors
apnée apparente. Celle-ci se termine enfin par une inspiration
presque inappréciable. L'effort
suivant est un peu mieux marqué, et la série ascendante recommence. »

Ainsi, d'après Cheyne et Stokes, ce phénomène consiste essentiellement dans l'évolution
successive et régulière des périodes suivantes : pause ou apnée

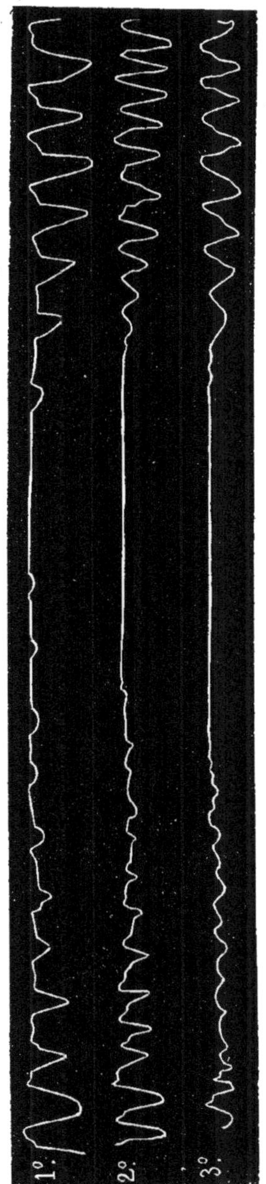

Planche I.

— reprise graduelle des mouvements respiratoires qui vont progressivement en croissant d'amplitude et de fréquence, jusqu'à un summum dépassant même l'état normal — décroissance graduelle des mouvements respiratoires devenant progressivement moins amples et moins rapides et finissant par une suspension complète — nouvelle pause — et ainsi de suite.

Cette description est si claire, si complète et si simple que nous ne pouvons nous défendre d'un sentiment de surprise chaque fois que nous voyons qualifier de respiration de Cheyne-Stokes un type respiratoire plus ou moins rhythmé, mais souvent fort différent du vrai type. Cette succession régulière, constante, périodique des différents temps de ce phénomène — dyspnée, atténuation, pause, reprise, — est parfaitement caractérisée et caractéristique. Aussi croyons-nous devoir insister tout spécialement sur ce point dont l'importance n'est peut-être pas appréciée à sa juste valeur. Toute irrégularité respiratoire, quelque périodique qu'elle soit, lors même qu'elle présenterait des phases alternatives de dyspnée et d'apnée, n'est pas un Cheyne-Stokes. Dans nos recherches sur ce sujet, pendant les dix-huit mois qui viennent de s'écouler, nous avons eu maintes fois l'occasion de voir des malades qu'on supposait atteints de Cheyne-Stokes, et dont le rhythme respiratoire ne faisait que se rapprocher plus ou moins de celui que nous étudions.

Déjà dans notre premier mémoire, nous avions avancé que l'opinion des auteurs qui considèrent comme étant du Cheyne-Stokes les phénomènes respiratoires observés à la troisième période de la méningite tuberculeuse était sinon inexacte, au moins trop absolue; et nous avions

fait reproduire un tracé pneumographique recueilli sur
un jeune homme de seize ans atteint de méningite tuberculeuse. Ce tracé est celui de la planche II, page 19. A
première vue, il est facile de constater que le type respiratoire reproduit dans ce tracé diffère profondément de
celui qu'on peut voir dans les planches I et III. Ces derniers sont des tracés pneumographiques de Cheyne-Stokes
recueillis sur le malade qui fit le sujet de notre publica-
tion. Mais, ainsi que nous l'avions dit en 1876, nous ne
pouvions d'un seul fait tirer [une conclusion définitive ;
aussi nous sommes-nous imposé la tâche, à partir de ce
moment, de rechercher et de suivre un grand nombre de
malades atteints de méningite soit simple soit tuberculeuse. Les nombreux tracés que nous avons recueillis
nous permettent d'affirmer aujourd'hui avec plus d'assu-
rance que le rhythme méningitique est spécial et n'est
pas identique à celui de Cheyne-Stokes.

CHAPITRE II

DU RHYTHME MÉNINGITIQUE. — SES CARACTÈRES
DIFFÉRENCE
ENTRE CE RHYTHME ET CELUI DE CHEYNE-STOKES

Cherchons d'abord si parmi les auteurs qui ont écrit
sur la Méningite simple ou tuberculeuse, quelques-uns
ont signalé dans les troubles respiratoires un rhythme
spécial, caractéristique de cette affection, et examinons si,

de près ou de loin, cette description se rapporte aux phénomènes que nous avons pu observer.

Berton [1] écrit page 138 : « Certaines modifications que
présentent aussi les mouvements respiratoires ont été recueillies par les observateurs. La lenteur, l'irrégularité
de la respiration, la respiration suspirieuse ont été signalées, et à titre de fréquence, méritaient de l'être. On
ne saurait donner de ces symptômes une description plus
exacte que la suivante, publiée par Dance : « La respi-
« ration est lente, douce, tranquille et s'opère sans bruit,
« sans dilatation apparente du thorax. Ce calme est assez
« souvent interrompu par des saccades dans l'élévation
« de la poitrine, et par des soupirs involontaires, comme
« s'il y avait manque d'air dans les poumons, comme si
« le besoin de l'hématose se faisait sentir et que les ma
« lades cherchassent à y suppléer par de profondes inspi-
« rations. Sur la fin, la respiration devient stertoreuse. »

Barrier, dans son *Traité des maladies de l'enfance*,
(1845, 2ᵉ édition, p. 393), dit à propos de la méningite
tuberculeuse : « La respiration n'est pas moins irrégulière que la circulation : elle est habituellement plus lente
qu'à l'état normal, mais par moments elle s'accélère sans
cause appréciable et s'élève de 16 ou 20 à 30 ou 40 ampliations du thorax ou même plus. Ces ampliations sont
inégales, les unes courtes et incomplètes, les autres longues et profondes, souvent entrecoupées de soupirs et
presque singultueuses. Mais souvent il n'y a aucun rapport entre les inégalités de la respiration et celles du

---

[1] *Traité pratique des maladies des enfants depuis la naissance jusqu'à l'âge adulte.* 2ᵉ édition, 1842.

pouls. » Cette description rend un compte parfaitement
exact du rhythme respiratoire qui, je ne crains pas de
l'avancer, caractérise la méningite. Rien ici ne se rap-
proche du Cheyne-Stokes. Pas d'ampliation graduelle
avant les respirations dyspnéiques, pas de diminution
graduelle avant les pauses : des soupirs plus ou moins
profonds, entrecoupant plus ou moins irrégulièrement
une respiration saccadée, inégale, désordonnée, tel est
bien en effet le caractère du type respiratoire existant
ordinairement chez les méningitiques (v. planche II).

Bouchut[1] décrit ainsi, page 251, les troubles respiratoires qu'on observe dans la méningite. « La respiration
est en rapport avec la circulation, sous le rapport de
l'intermittence et de l'irrégularité. Les inspirations se
succèdent précipitamment et s'arrêtent tout à coup, pendant plusieurs secondes, de sorte que, dans une minute,
on ne trouve plus que douze ou seize mouvements respiratoires. Ce dernier caractère que nous retrouvons dans
la troisième période de la maladie, est fort important sous
le rapport du diagnostic ; il a une très-grande valeur sé-
méiologique dans les affections cérébrales des enfants.
La respiration présente les mêmes modifications de fréquence indiquées à propos de la deuxième période. Elle
s'effectue avec rapidité, mais les inspirations sont peu profondes, *suivies tout à coup par un effort d'inspiration
suspirieuse et par un repos de plusieurs secondes*. Elle
devient ralentie et stertoreuse aux approches de la mort. »

Plus loin, dans ses aphorismes, Bouchut répète de
nouveau : « Des vomissements, de la constipation et une

---

[1] *Traité pratique des maladies des nouveaux-nés et des enfants à la
mamelle.* 2e édition. 1852.

fièvre vive, joints à une *respiration courte, incomplète, intermittente et suspirieuse* annoncent une méningite. »

Gintrac [1] ne parle aucunement à propos de la méningite tuberculeuse d'une modification respiratoire ayant quelque analogie avec le type de Cheyne-Stokes.

Woillez *(Dictionnaire de diagnostic médical*, 1862), signale comme symptôme dans la deuxième période de la méningite tuberculeuse, « une respiration inégale, difficile, anxieuse, » mais il n'insiste pas davantage sur ce signe auquel il n'attribue aucune valeur pathognomonique. Dans un article assez intéressant sur la dyspnée, ses différents modes, ses causes, le même auteur rappelle simplement la dyspnée qui s'observe « dans la méningite des tuberculeux, vers la fin de la maladie, » mais il n'en signale pas dans ce cas les intermittences.

Grisolle [2] a écrit, tome Ier, page 463, à propos de la méningite aiguë que, « dans la deuxième période, il y a une accélération considérable avec irrégularité du pouls. La respiration s'accélère et devient entrecoupée. »

Lorsqu'il traite de la méningite tuberculeuse [3], cet auteur si habile à découvrir et à décrire les symptômes, dit « qu'à la première période, la respiration peut être tantôt lente, tantôt un peu accélérée ou seulement haute et inégale. — A la deuxième période, la respiration est moins fréquente, mais elle est suspirieuse et irrégulière. — A la troisième période, le pouls est généralement d'une grande fréquence avec ou sans irrégularité : il en est de même de la respiration. »

[1] *Cours théorique et clinique de Pathologie interne.* 1853.
[2] *Traité de Pathologie interne.* 8e édition, 1862.
[3] *Idem*, t. II, p. 488, et seq.

Trousseau [1], dont le génie d'observation a été si profond, n'a pas laissé entendre qu'il existât dans la méningite un rhythme respiratoire ayant de loin ou de près la moindre analogie avec le Cheyne-Stokes. Si ces deux types eussent été identiques, comme l'avancent aujourd'hui quelques auteurs, nul doute que Trousseau ne l'eût fait remarquer. Il insiste au contraire longuement sur le caractère spécifique de « cette respiration irrégulière, entrecoupée de soupirs plus ou moins profonds, et de pauses plus ou moins longues, n'ayant aucun rhythme périodique » et il en fait, à bon droit, le symptôme pathognomonique de l'encéphalo-méningite tuberculeuse. Sa description se rapporte de tous points aux faits que nous avons pu observer et dont nous avons relevé les tracés.

Jaccoud [2], décrivant la symptomatologie de la méningite tuberculeuse s'exprime ainsi : « dans la deuxième période, ou période d'oscillations, l'irritation croissante du bulbe et des origines du nerf vague amène le ralentissement du pouls, phénomène solennel qui coïncide avec l'irrégularité des mouvements respiratoires, provoquée par la même cause. » et plus loin pendant la période ultime, « trois ou quatre jours avant la mort, le pouls reprend une fréquence plus grande que celle qu'il avait dans la première période ; j'attribue ce phénomène à la paralysie du nerf vague succédant à l'excitation anormale du début. La même cause explique l'embarras croissant de la respiration : la poitrine se remplit de râles, etc., etc. »

Rien dans cette description ne peut faire supposer que l'auteur ait voulu parler d'un type respiratoire aussi ca-

---

[1] *Clinique médicale de l'Hôtel-Dieu de Paris.* 2ᵉ édit., 1865.
[2] *Traité de Pathologie interne*, t. Iᵉʳ. 1869.

ractérisé, aussi facile à reconnaître que le Cheyne-Stokes. Il parle d'irrégularité, il en explique l'étiologie; mais il ne lui assigne pas de caractère spécial périodique — parce qu'elle n'en a pas.

West [1], écrit page 42 : « Cette respiration particulière, inégale, irrégulière, d'une valeur si grande qu'on lui a donné le nom de *respiration cérébrale,* manque quelquefois, ou n'apparaît parfois qu'à une époque où le diagnostic est certain. » Le même auteur, dans de longs articles qu'il a écrits sur la méningite simple, sur la méningite tuberculeuse, sur l'hydrocéphalie chronique, ne parle nullement d'un type respiratoire pouvant être pris pour du Cheyne-Stokes.

Rosenthal [2] avance que dans la méningite simple il y a accélération de la respiration, tandis que dans la méningite tuberculeuse il y a, dit-il, ralentissement du pouls et de la respiration. Mais cet auteur ne parle même pas des irrégularités, des intermittences qui viennent entrecouper de temps à autre les mouvements respiratoires.

Dans le dictionnaire de médecine et de chirurgie, dirigé par Jaccoud [3], nous trouvons à l'article *méningite* différents passages qui viennent corroborer la thèse que nous soutenons. Les auteurs de cette longue monographie (Jaccoud et Labadie-Lagrave) écrivent à propos de la méningite aiguë : « Dans la première période, avec les symptômes bulbaires, on observe fréquemment une accélération des mouvements respiratoires, (excitation du nerf

---

[1] *Maladie des enfants,* traduit par Archambault. 1875.

[2] *Traité complet des maladies du système nerveux*, traduit par Libanski, 1878.

[3] *Nouveau dictionnaire de médecine et de chirurgie,* dirigé par Jaccoud.

vague).. — Dans la méningite survenant dans le cours d'une fièvre typhoïde, ce qu'il y a de plus remarquable c'est le ralentissement et l'irrégularité de la respiration et du pouls. — Au sujet de la méningite tuberculeuse, nous retrouvons la même phrase que dans le traité de pathologie interne de Jaccoud : « le ralentissement du pouls, phénomène solennel qui coïncide avec l'irrégularité des mouvements respiratoires provoquée par l'excitation croissante du bulle et des origines du nerf vague.» Plus loin, décrivant dans un paragraphe spécial les *troubles respiratoires,* ces mêmes auteurs ne trouvent pas de description plus vive, plus saisissante que celle qui en a été faite par Rilliet et Barthez dont ils citent le passage suivant : « Dans les premiers jours, on n'observe en général rien d'anormal dans la respiration. Son accélération qui marque quelquefois le début de la méningite franche chez les enfants, manque; mais à partir du moment où le pouls se ralentit et devient irrégulier, la respiration se modifie et devient elle-même irrégulière. Elle est entrecoupée par de profonds soupirs si amèrement tristes qu'on ne peut les oublier une fois qu'on les a entendus; on dirait qu'un poids d'une lourdeur extrême pèse sur le thorax de ces pauvres enfants, et qu'ils espèrent s'en décharger en faisant forcément entrer de l'air dans leur petite poitrine. C'est le soupir de l'angoisse, le gémissement du mal de cœur. Tantôt les soupirs sont très-espacés, et il faut rester plusieurs minutes près du berceau ou du lit de l'enfant pour en saisir un seul ; tantôt au contraire, ils sont très-rapprochés, et se produisent, pour ainsi dire; coup sur coup et donnent à l'enfant une apparence anxieuse très-caractéristique. A une période plus avancée, on observe quelquefois une suspension momentanée de la respiration ; l'enfant semble oublier de respirer : les suspensions peuvent se prolonger pendant bien des secondes, et elles font éprouver à l'observateur le même genre d'inquiétude que Dance a si bien décrit à propos du pouls. L'irrégularité de la respiration, sous quelque forme qu'elle se produise, est importante à bien connaître, puisqu'elle est constante. Nous n'avons pas, en effet, observé un seul cas de méningite dans lequel la respiration ait été régulière du début à la terminaison. »

Jaccoud continue : « Piet a beaucoup insisté sur le désaccord qui régnait entre la fréquence de la respiration et celle du pouls ; nous croyons au contraire qu'il existe un certain parallélisme entre ces deux phénomènes. Cependant on peut voir le nombre des mouvements respiratoires s'élever beaucoup, le pouls restant peu fréquent. Or, dans ce cas, l'accélération de la respiration coïncidant, avec un ralentissement relatif ou réel des pulsations, peut être considérée comme un signe de mort prochaine. Inversement, l'irrégularité et la lenteur de la respiration peuvent persister dans la dernière période et coïncider, par conséquent, avec l'extrême fréquence du pouls que l'on observe communément à la phase ultime de la méningite tuberculeuse. Et, quoique l'interprétation pathogénique de ces anomalies soit difficile à présenter dans l'état actuel de la science, le fait n'en doit pas moins être pris en sérieuse considération, car il présente une haute portée clinique. »

En résumé, parmi tous les auteurs que nous avons consultés et nous n'avons relaté ici que les opinions des plus accrédités, nous voyons que c'est seulement à partir du jour où l'observation est devenue plus perfectionnée qu'on

assigne à ces troubles respiratoires
leur caractère pathognomonique.
Un seul auteur, West, emploie à
cet effet le terme de respiration
cérébrale, et encore dans sa description ne trouve-t-on rien qui res-
semble à du Cheyne-Stokes.

Mais tous font bien remarquer
cette irrégularité non périodique
des mouvements respiratoires, tantôt lents, tantôt rapides, les uns
superficiels, les autres profonds,
mais sans aucun rapport constant
de succession entre ces deux modalités, avec des pauses survenant à
des intervalles irréguliers, précé-
dées et souvent suivies d'un soupir
plus ou moins prolongé. Tel est,
en réalité, le type méningitique ou
encéphalique. Nous en avons un
frappant exemple dans une observation très-détaillée, accompagnée
de tracés pneumographiques que
nous avons recueillis avec le con-
cours obligeant de M. Garel, interne
des hôpitaux. Comme les caractères
de ces tracés sont absolument identiques à ceux que nous avons fait
reproduire dans la planche II, nous
avons jugé inutile de les rapporter
ici. Cette planche II représente le

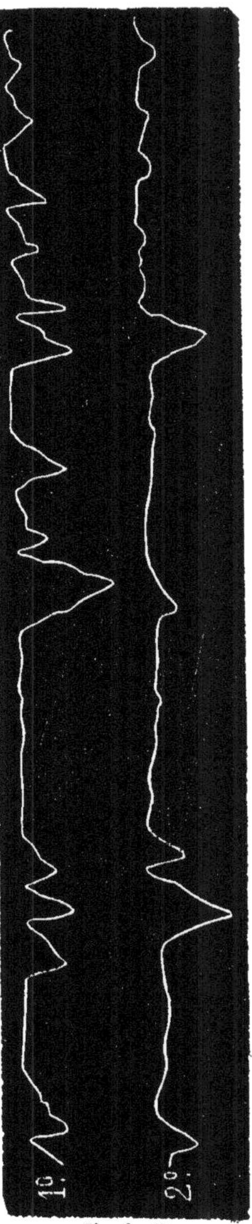

Planche II.

rhythme respiratoire qui existait chez un jeune homme de 16 ans atteint de méningite tuberculeuse et dont nous avions déjà parlé dans notre premier mémoire.

Une des plus récentes monographies qui aient paru sur le phénomène respiratoire de Cheyne-Stokes, est celle que le Dr Bernheim a publiée dans la *Gazette hebdomadaire de médecine et de chirurgie*[1]. Dans ce travail, le savant professeur de Nancy rapporte un certain nombre d'observations, les unes personnelles, les autres empruntées à différents auteurs ; parmi ces observations quelques-unes nous semblent être simplement des faits de *respiration encéphalique* plus ou moins irrégulière, mais que nous croyons pouvoir rejeter du cadre du vrai Cheyne-Stokes. Analysons en quelques mots les observations présentées par Bernheim.

Dans la première observation, empruntée au Dr Esembek[2], les caractères du type Cheyne-Stokes sont nettement accusés, car il y est dit que le malade présentait une intensité croissante et décroissante des mouvements respiratoires, dans l'intervalle des périodes d'apnée qui duraient souvent dix à quinze secondes.

La deuxième observation, due au Dr Lutz[3], est pour nous un exemple de respiration méningitique : car la description qui est faite du rhythme respiratoire se rapporte exactement au type que nous avons présenté précédemment comme étant celui de la méningite : « La respiration était entrecoupée par des pauses de vingt secondes,

---

[1] Bernhein. *Gazette hebdomadaire de médecine et de chirurgie.* Année 1873, n° 28, p. 444 et seq.; n° 31, p. 492 et seq.

[2] *Aertzl. intell. Bl.* 1870.

[3] *Deutches Archiv. für Klinische medecin.* 1870.

surtout la nuit. Tandis que l'enfant paraissait s'endormir, il avait trois à quatre respirations superficielles, fréquentes, puis deux à trois séparées par des intervalles plus longs, incomplètes, dyspnéiques, puis la dernière longue et suspirieuse, puis une pause durant de un quart à un tiers de seconde. « La même série ne se reproduisait souvent qu'à d'assez longs intervalles, pendant lesquels la respiration était superficielle et régulière. » Ce grand soupir précédant immédiatement la pause, cette irrégularité dans l'apparition des périodes, ce sont bien là les deux principaux caractères que nous avons toujours rencontrés dans la méningite et que nous présentons comme pathognomoniques. Mais combien ce rhythme diffère du vrai Cheyne-Stokes !

Dans la troisième observation (Dr Roth, à Bamberg), on signale bien la période croissante avant la dyspnée, mais il n'y a pas de période décroissante et la pause arrive brusquement après la dyspnée. Ce type n'est pas, à notre avis, du vrai Cheyne-Stokes, à cause de cette absence de la reprise graduelle après la pause.

La quatrième observation, empruntée aussi au Dr Roth [1], ne nous semble pas non plus être du Cheyne-Stokes : car il y est dit simplement que des pauses respiratoires de dix secondes alternaient avec trois ou quatre respirations rapides en cinq secondes.

La cinquième observation (du Dr Körber, à l'hôpital de marine de Cronstadt) [2] est une observation fort intéressante de méningite tuberculeuse. La description du rhythme respiratoire observé le premier jour qu'on éxa-

[1] *Archiv. für Klinische medicin.* 1872.
[2] *Ibidem.*

mine le malade concorde bien avec celle du Cheyne-
Stokes (22 juin 1872). Mais il se présente plus tard des
phénomènes fort importants au point de vue de la loi générale que nous tendons à établir.

Le 27, respirations profondes alternant avec respirations
superficielles ; le 28, les caractères du vrai rhythme mé
ningitique apparaissent encore plus accentués. « Toutes
les quelques minutes, on observe une respiration suspirieuse plus profonde. » C'est le soupir sur lequel nous
avons déjà tant insisté. Puis tout à coup surviennent des
accidents de dyspnée suraiguë, avec respiration abdominale, sifflante, sans pause, avec secousses épileptiformes
opisthotonos, etc. L'auteur rapporte que chaque fois, en
mettant l'enfant au sein, on faisait immédiatement cesser,
au début les pauses, à la fin les accès dyspnéiques. Nous
ferons remarquer ici le rhythme qu'a pris peu à peu la
respiration, à mesure que l'affection se développait, et qui
coïncide exactement avec la description que nous avons
donnée du rhythme méningitique. Et si on peut dire qu'il
y avait, au début, du Cheyne-Stokes, en tout cas ce type
n'existait plus à la troisième période, alors qu'il aurait
dû être au contraire plus accentué encore, d'après certains
auteurs.

Quant à nous, avant de considérer dans ce cas-là son
existence comme uniquement symptomatique de l'inflammation tuberculeuse des méninges, nous voudrions être
renseigné sur le traitement qu'avait subi préalablement
le petit malade qui fait le sujet de cette observation, parce
que, ainsi que nous l'exposerons plus loin avec tous les
détails que mérite ce fait important, nous avons pu observer
un malade atteint de méningite tuberculeuse chez qui

l'administration momentanée du bromure de potassium a
modifié le rhythme respiratoire au point de faire apparaître le type de Cheyne-Stokes, qui disparut d'ailleurs
dès qu'on suspendit l'usage du médicament. C'était donc
un Cheyne-Stokes expérimental, si l'on peut ainsi dire.
C'est cette observation dont nous avons déjà parlé et que
nous devons à l'obligeance de M. Garel.

L'observation VI, due à Merkel de Nuremberg[1], nous
donne une idée assez exacte du phénomène de Cheyne-
Stokes, bien qu'on n'ait pas noté la période de décroissance graduelle entre la dyspnée et la pause.

Dans l'observation VII, due aussi à Merkel, la description du type Cheyne-Stokes est complète et ce fait
est à plusieurs égards intéressant. Nous en reparlerons
lorsque nous étudierons la pathogénie de ce phénomène.

Il est à remarquer que des sept observations que nous
venons d'examiner, cinq sont forcément rejetées du cadre
du Cheyne-Stokes par la description même des troubles
respiratoires qui en est donnée, et ces cinq observations
sont des cas de méningite; deux seulement sont des vrais
Cheyne-Stokes, et les malades qui ont présenté ce sym-
tôme étaient atteints d'hémorrhagie cérébrale. Bernheim
rapporte encore de nouvelles observations qu'il a recueillies lui-même; deux seulement (obs. VIII, IX) offrent les
caractères bien accentués du vrai Cheyne-Stokes, et ce
sont encore deux cas d'hémorrhagie cérébrale : les deux
autres faits (obs. X et XI) sont moins probants. Nous
aurions même de la tendance à les répudier comme n'ayant
pas été du Cheyne-Stokes : car, en résumé, les troubles

---

[1] *Archiv. für Klinische medicin* 1871.

respiratoires dont il y est fait mention sont simplement des pauses plus ou moins longues, entrecoupées plus ou moins régulièrement de quelques respirations rares, suspirieuses.

Plus loin le même auteur, après l'exposé des observations et de quelques réflexions fort judicieuses sur les phénomènes observés, fait un essai de classification des différentes modalités de ce rythme respiratoire qui, d'après lui, affecterait cinq formes.

Voici d'ailleurs ses propres termes [1] : « Dans beaucoup d'encéphalopathies dues à des maladies intracrâniennes, ou compliquant des maladies diverses, la respiration peut quelquefois affecter un mode particulier. Elle présente des suspensions ou des pauses qui peuvent durer de quelques secondes à quarante secondes. Entre ces pauses se fait une série de respirations variant de deux à trente. Souvent ces respirations qui suivent la pause sont d'abord superficielles, puis devienent plus profondes jusqu'à être laborieuses, dyspnéiques, puis elles redeviennent superficielles pour aboutir à une nouvelle pause. Cet ordre toujours croissant et décroissant n'existe pas toujours; tantôt quelques respirations superficielles peuvent êtres suivies de respirations dyspnéiques, et la pause (ou apnée) peut succéder immédiatement à la dyspnée, sans que la série repasse par les respirations superficielles (obs. de Lutz, Roth, Merkel, Bernheim); tantôt les respirations qui suivent la pause sont immédiatement dyspnéiques et suivies de quelques respirations moins fortes (Bernheim); tantôt enfin les pauses ne sont sé-

---

[1] Bernheim. *Gazette hebdomadaire de médecine et de chirurgie*, n° 31, 1ᵉʳ août. 1873, p. 496.

parées que par quelques respirations bruyantes ou pré-
cipitées, mais égales (Roth); enfin la respiration de
Cheyne-Stokes peut être indiquée seulement par des respirations superficielles alternant régulièrement avec des
respirations profondes sans pause. »

Nous nous rendons difficilement compte des raisons
qui ont pu guider le Dr Bernheim à modifier aussi profondément le type établi par Cheyne et Stokes, par l'ad-
jonction de rhythmes aussi différents de celui qu'avaient
si bien formulé les savants cliniciens de Dublin. Et
certes, leur description est trop claire, leur affirmation
trop nette, pour qu'il soit possible de s'y tromper. Mais
pourquoi toucher à ce type si parfait, si régulier, et,
somme toute, assez fréquent? Ne vaut-il pas mieux laisser
son entité particulière, sa personnalité à ce type si caractérisé, et ranger sous la dénomination de respiration
méningitique, encéphalique, ou cérébrale, les faits dans
lesquels les troubles respiratoires n'ont plus cette pério-
dicité constante et régulière si caractéristique du vrai
Cheyne-Stokes.

C'est là un des points principaux que nous voulions
mettre en relief dans ce travail : réserver le nom de respiration de Cheyne-Stokes au type lui-même tel que l'ont
décrit les auteurs de ce nom[1] et ne pas encombrer son
domaine de faits, plus ou moins disparates ou semblables
entre eux, mais dissemblables du vrai type. Confondre
sous le nom de respiration de Cheyne-Stokes tous les cas

---

[1] Nous savons bien que Stokes a encore décrit une certaine *respiration
suspirieuse* qu'il a observée parfois dans la dégénérescence du cœur : mais
ce n'est pas le type décrit par Cheyne, et c'est celui-ci surtout que nous avons
eu en vue d'étudier dans ces pages.

où l'on observe une respiration plus ou moins irrégulière, entrecoupée de périodes d'apnée c'est singulièrement obscurcir l'étude clinique et physiologique de ces phénomènes dont la pathogénie est encore obscure et l'explication si diffficile; tandis que, sans arriver à multiplier indéfiniment le nombre des types — ce qui serait une complication inutile — diviser et maintenir dans leurs classes respectives les faits pathologiques que l'on examine, c'est en faciliter l'observation, en préparer l'explication et parfois même en faire prévoir le traitement.

CHAPITRE III

OBSERVATIONS

Ce chapitre troisième sera consacré à l'exposé des observations que nous avons pu réunir. Quelques-unes nous sont entièrement personnelles : d'autres nous ont été communiquées par nos anciens chefs de service ou quelques-uns de nos collègues de l'Internat qui avaient la gracieuseté de nous prévenir lorsqu'un malade de leur service présentait une anomalie bien accentuée de la respiration.

Nous avons relevé les tracés pneumographiques de presque tous les malades dont nous allons parler. Mais comme ils se rapportent tous très-exactement au type que nous avons fait représenter planche I, page 9, et qui, pour nous est l'expression la plus exacte que l'on puisse rencontrer de ce phénomène, nous avons jugé inutile de multiplier indéfiniment les planches.

Nous avone toujours employé dans nos recherches le pneumographe de Marey et un appareil enregistreur à mouvement régulier construit par Verdin ou Bréguet. Dans nos tracés, la ligne de descente répond à l'inspiration.

OBSERVATION PREMIÈRE (personnelle). — *Affection cardiaque. Pleurésie droite.*— *Cheyne-Stokes.*—Mal... Pierre, architecte, 74 ans, entre à la salle Saint-Charles le 19 juillet 1876. Il a toujours joui d'une bonne santé, n'a jamais eu de rhumatisme, pas d'habitudes alcooliques. — Il y a deux mois environ, débuta l'œdème des jambes. — Toux surtout la nuit. Oppression, orthopnée. Appétit diminué. Langue bonne. Selles normales.

Actuellement, persistance des mêmes symptômes. — Rien du côté des poumons.—Au cœur, la pointe bat dans le sixième espace intercostal, en dehors du mamelon. La matité précordiale n'est pas augmentée : bruits irréguliers, mais assez lents. Au deuxième temps, à la base, souffle assez fort. Artères dures, crétacées. *Prescription.* Chloral, 1 g. 50, vin de Debreyne, tisane de Reine des prés avec sirop scillitique.

21 *juillet*. Urines limpides, foncées, dépôt abondant de mucus. Léger trouble par la chaleur ou par l'acide nitrique. P. = 72. Deux granules de Digitaline.

24. — Depuis deux jours les nuits sont meilleures : l'oppression est moindre, l'œdème diminue. P. = 68. Miction peu abondante, constipation. On supprime le chloral et la digitaline. Scammonée et Jalap, à. à 0,50.

25. — Sous l'influence de la purgation, selles très-nombreuses (6 environ). Douleur dans le septième espace intercostal, ligne axillaire.

28. — L'œdème a très-notablement diminué. Dyspnée bien moindre. Persistance de la douleur de côté. L'état général semble meilleur.

31. — Douleur intercostale gauche. — Injection hypodermique de HO.

1er *août*. — L'injection hypodermique a fait disparaître immédiatement la douleur.

3. — P = 76, irrégulier. Hier soir et pendant la nuit, diarrhée très-intense (50 selles ?), nausées, crampes dans les mains, mais pas dans les mollets ; le matin, voix éteinte, yeux caves, un peu de réfrigération des extrémités et de la langue. — Thé alcoolisé. Extrait thébaïque 0,06. Sous-nitrate de Bismuth.

4. — P = 80 assez fort. Accablement extrême. 13,14 selles depuis hier matin. Voix éteinte. Réfrigération de la face et de la langue. (Thé alcoolisé, Bismuth. Potion avec rhum. Ext. thébaïque.

5. — P = 80. Un peu moins d'accablement. Deux selles seulement depuis hier. La langue et les extrémités sont toujours froides.

7. — La vigueur revient un peu, la diarrhée est arrêtée. Teinte sub-ictérique des conjonctives et de la langue. — Suppression du bismuth. — Thé au rhum. Vin de Quina. Vin de pharmacie.

28. — L'état général s'est notablement amélioré. La teinte ictérique a disparu, l'embonpoint revient, mais depuis deux jours accès de dyspnée surtout dans le courant de la nuit. La diarrhée n'est pas revenue. — Chloral, 1 g. 50.

29. — Submatité dans le 1/3 moyen à droite, et matité à la base du même côté. Pas de souffle. Obscurité de la respiration. Modification de la voix. Diminution des vibrations thoraciques. A gauche, quelques râles muqueux à la base. — Pas de pleurodynie. — Vésicatoire.

30. — P = 108. Température normale, l'oppression a été moindre. La matité en avant commence au niveau du bord supérieur de la septième côte.

5 *septembre*. — Les signes stéthoscopiques du côté droit ont complétement disparu. Le malade se trouve mieux et demande à aller en convalescence à Longchêne.

7. — Nuit mauvaise, respiration difficile, mêmes signes au cœur. Matité à la base droite, pas de souffle. — Vésicatoire. — Bromure de potassium, 1 g. 50.

8. — Oppression très-forte.

12. — Phénomène de Cheyne-Stokes très-nettement accusé. — Périodes de dyspnée durant 20 à 25 secondes. Pauses, 18 à 20 secondes. — Ampliation graduelle des mouvements respiratoires après pause. — Décroissance graduelle après dyspnée.

20. — Même état. Depuis hier soir délire doux. Le malade veut sortir ; il répond difficilement aux questions.

25. — Le malade ne délire plus, mais les réponses sont lentes et quelques fois ne coïncident pas avec les demandes. Les signes stéthoscopiques n'ont pas changé. Erythème des cuisses et du scrotum.

Ici malheureusement il y a une lacune dans l'observation. Aucune note n'a été prise sur l'état du malade depuis le 25 septembre jusqu'au 27 octobre, où l'on inscrit : mort. C'est ce jour là que nous entrons dans le service pour y remplir les fonctions d'interne.

L'autopsie a été pratiquée par nous-même, sous la direction de M. le Dr A. Carrier, le 28 octobre. — *Cœur* volumineux. Légère surcharge graisseuse. Dilatation considérable de la crosse aortique, avec plaques athéromateuses, légèrement exulcérées, sans lésion bien apparente des valvules sigmoïdes qui tiennent bien l'eau. *Cavité crânienne :* adhérence de la dure-mère aux granulations de Pacchioni qui sont volumineuses. Athérome des artères, surtout des vertébrales et de la basilaire. Méninges adhérentes à la substance cérébrale, dont une couche très-superficielle est entraînée lorsqu'on décolle les méninges.

A l'extrémité supérieure de la deuxième circonvolution frontale gauche, dans un petit repli de la circonvolution, on trouve une surface molle, jaunâtre qui se déchire facilement. Cette déchirure permet d'apercevoir une petite cavité, du volume d'un pois, contenant du liquide trouble. Les parois de cette cavité sont blanchâtres, ramollies.

A droite, dans le sillon parallèle au sillon de Rolando, et en arrière de lui, dans sa partie moyenne, plaque jaune de ramollissement, très-superficielle, ayant 25 à 28 millimètres de diamètre.

Rien de particulier au bulbe, du moins à l'œil nu.

L'examen microscopique n'a pas été pratiqué.

OBSERVATION II (personnelle). — *Rétrécissement et insuffisance aortiques, légère insuffisance mitrale.* — Croz... Claude, cordonnier, âgé de 57 ans, entre à l'Hôtel-Dieu, salle Saint-Charles, le 30 septembre 1876. C'est un homme assez grand, maigre, à face pâle ; ce qui nous frappe tout d'abord en nous approchant de son lit, c'est l'état d'oppression extrême, nous dirons même d'orthopnée dans lequel nous le trouvons, puis quelques secondes à peine se sont écoulées, cette orthopnée disparaît peu à peu, le malade s'arrête de respirer et devient somnolent. Nous allions le réveiller pour commencer notre interrogatoire, lorsqu'une nouvelle période dyspnéique reparut. Nous reconnûmes alors le type respiratoire de Cheyne-Stokes. En l'examinant avec plus d'attention, nous constatons les particularités suivantes : la période d'apnée dure en moyenne 17 ou 18 secondes, la période de respiration égale 42 ou 43 secondes, pendant lesquelles le nombre des mouvements respiratoires est de 28. Les trois premières inspirations après la pause sont superficielles, les suivantes sont de plus en plus amples, jusqu'à un summum après lequel elles prennent une marche décroissante jusqu'à la pause, qui arrive toujours en expiration. (V. les tracés pneumographiques, planche I.)

La pause répond à la partie du tracé où il existe une ligne horizontale sans oscillations. En examinant comparativement nos différents tracés, nous avons remarqué que cette ligne correspond à peu près au quart supérieur de l'oscillation tout entière, décrite pendant un mouvement respiratoire ; en d'autres termes, quand arrive la pause, le thorax n'est pas en expiration complète, il contient encore une notable quantité d'air. Mais ce n'est jamais en inspiration que s'arrête le mouvement du thorax. Pendant la période d'apnée, le malade a de la tendance à s'endormir, sa face se cyanose légèrement, et pendant la période respiratoire ces phénomènes disparaissent. Cependant, en général, il y a insomnie, précisément à cause de ces périodes de dyspnée qui viennent régulièrement entrecouper la somnolence, et le malade demande avec instance un médicament qui puisse lui procurer un peu de sommeil. Il n'accuse aucun antécédent morbide : pas de rhumatisme, pas d'hémorrhagie cérébrale, pas de syphilis. Il est même très-affirmatif à propos du début de son affection, qu'il ne fait remonter qu'à une quinzaine de jours environ. Jamais avant cette époque il n'avait ressenti d'oppression. Pas de céphalalgie, pas de tumeur du cou pouvant faire supposer une compression des pneumogastriques.

À l'examen des divers organes, nous trouvons :

Cœur : Battements forts, soulèvement en masse de la partie inférieure du thorax, battements épigastriques. Le choc de la pointe, assez difficile à préciser, semble avoir son maximum dans le cinquième espace intercostal, au-dessous et en dehors du mamelon.

La matité précordiale semble un peu augmentée dans le sens vertical ; transversalement elle ne semble pas modifiée. A l'auscultation du cœur on trouve, à la pointe, un double souffle, doux, confus, couvrant en partie les deux claquements, le premier étant un peu plus accentué que le deuxième. Ces souffles semblent être des bruits propagés, car plus on remonte vers la base, plus le timbre de ces souffles augmente, et c'est sur le cartilage de la troisième côte droite que se trouve leur summum. Là, en effet, les deux claquements valvulaires sont complétement couverts par un double souffle, rude, dur, le deuxième étant plus fort que le premier. On inscrit le diagnostic : *rétrécissement et insuffisance aortiques : légère insuffisance mitrale ?*

Artères : Les artères sont très-athérômateuses ; elles forment une corde dure, sinueuse, ne laissant pas facilement percevoir le caractère du pouls de Corrigan. Cependant, le double souffle de Duroziez est très-net à la fémorale. Toutes les pulsations cardiaques se transmettent à la radiale, sans que cette transmission exige un temps notablement plus long qu'à l'état normal : 96 battements à la minute en moyenne ; un peu de pouls veineux dans les jugulaires.

Avec le sphygmographe nous n'obtenons que très-difficilement les caractères que l'on rencontre habituellement dans les cas de ce genre, et cela grâce à l'athérôme qui donne un plateau d'une certaine largeur au sommet de l'oscillation. A peine sur quelques tracés, en augmentant beaucoup la pression sur l'artère, constatons-nous un léger crochet, signe ordinaire de l'insuffisance aortique. Mais une chose nous surprend, c'est la différence des tracés obtenus pendant la période d'apnée de ceux obtenus pendant la période de dyspnée. (V. planche III, page 71.) Le n° 1 a été relevé pendant la pause, le n° 2 au milieu de la période de dyspnée. A première vue on constate une différence considérable pour la fréquence des battements pendant ces deux périodes. En effet, pendant une période d'apnée qui dure 18″, nous notons trente-six battements ; pendant la période de dyspnée suivante, qui dure 49″, nous notons seulement quatre-vingt-deux battements. Or, la proportion entre ces deux groupes de chiffres n'est pas la même : 36/18 est supérieure à 82/49 ; il aurait fallu pour que la proportion fût exacte quatre-vingt-dix-huit battements pendant la période de dyspnée. C'est-à-dire 98/49.

Les battements cardiaques sont donc évidemment accélérés pendant la période d'apnée, ralentis au contraire pendant la période de dyspnée. Un regard, même rapide, jeté sur les tracés comparatifs de la planche III, tracés pris à une demi-minute d'intervalle avec le même instrument laissé en place, — par conséquent, dans un temps égal et avec une pression égale, — confirme pleinement cette assertion. Nous verrons plus loin quelles conséquences nous pourrons tirer de ce fait bien constaté. Disons, en passant, que par la répétition de nos recherches graphiques, nous croyons nous être mis à l'abri de toute erreur ; pendant les quatre semaines que le malade a séjourné dans notre salle, nous avons pris une vingtaine de fois au moins des tracés pneumographiques, des tracés sphygmographiques, etc., et les résultats que nous avons obtenus ayant toujours été identiques, nous croyons pouvoir affirmer l'exactitude des faits que nous avançons ici.

Nous parlerons plus loin de la différence d'amplitude des oscillations pendant les deux périodes.

Pour procurer au malade un peu de ce repos si ardemment désiré et que depuis plus de vingt jours il n'a pu goûter, on prescrit une potion avec chloral, 3 grammes, à prendre en trois fois dans l'après-midi.

2 octobre. — La nuit a été excellente, le malade a pu dormir, et même le lendemain matin nous le trouvons encore tout somnolent. Les tracés pneumographiques que nous relevons nous montrent que la période d'apnée a notablement diminué ; elle n'est plus que de 10″ à 12″. Le malade accuse lui-même une amélioration considérable. Disons tout de suite, que plusieurs fois pendant son séjour à l'Hôtel-Dieu nous avons, pour vérifier l'effet du médicament, suspendu la potion au chloral : chaque fois, le malade nous accusait dès le lendemain une aggravation dans son état et nous redemandait énergiquement *sa première potion.*

4. — Nous constatons un œdème assez accentué des membres inférieurs. Cependant, un examen complet des urines ne nous donne que des renseignements négatifs au sujet de la présence de l'albumine ; nous y constatons toutefois une quantité anormale d'acide urique et 10 grammes seulement d'urée par litre.

6. — Pas de cyanose persistante de la face, plutôt légère pâleur. Le malade affirme qu'il souffre davantage pendant la période de dyspnée ; en d'autres termes, il a un peu d'insensibilité générale

pendant la pause. Cependant, quel que soit le point qu'on examine et quelque légère que soit l'impression qu'on détermine avec une épingle mousse, on note une conservation parfaite de la sensibilité locale.

8. — On redonne le chloral qu'on avait supprimé depuis deux jours, parce que depuis ce moment le malade est beaucoup plus oppressé malgré l'usage de la digitaline qui, d'ailleurs, n'a pas sensiblement modifié l'état du cœur.

9. — Amélioration notable, sommeil cette nuit, moins d'oppression; on supprime, chloral on donne : eau laurier-cerise, 5 grammes.

10. — Oppression redevenue plus forte, période d'apnée beaucoup plus longue que ces jours derniers, égale environ 22″; on redonne chloral, 3 grammes.

12. — Pouls 28 en 15″ pendant apnée, et 24 en 15″ pendant dyspnée; différence, 4 par 15 secondes en plus pendant la pause.

14. — Le matin un peu d'obnubilation des idées. Le malade dit que depuis quelque temps sa vue s'est un peu obscurcie. Pendant la période d'apnée, les pupilles sont contractées ; elles se dilatent au contraire pendant la dyspnée, dès le premier mouvement inspiratoire.

15. — Apparition brusque d'une conjonctivite intense et généralisée avec sécrétion puriforme. Cette conjonctivite a persisté jusqu'à la fin, malgré les divers traitements qu'on lui a opposés. Faudrait-il donc la considérer comme symptômatique de l'état général et ne pas y voir simplement un accident local ?

17. — L'œdème de la face commence à apparaître ; subdélirium la journée, s'accentuant la nuit, au point que le malade cause tout haut, se lève et se promène dans la salle, sans avoir conscience de ses actes.

18 (soir). — Période d'apnée, = 18″ — 35 battements cardiaques ; période de dyspnée = 55″ — 98 battements. Les battements cardiaques commencent à s'accélérer au moment où dans la période respiratoire les inspirations deviennent superficielles, pour augmenter de fréquence pendant l'apnée et redevenir plus lents dès l'apparition des mouvements respiratoires, et non pas seulement après les premières inspirations, comme l'avait dit Bernheim dans son mémoire. Nous avons, pour prouver ce fait, plusieurs tracés d'une évidence irréfutable.

Algidité des mains et de la face, sueurs froides. — Garus.

20. — Le malade demande à sortir. Malgré les objections qu'on lui oppose, sa décision paraît nettement arrêtée ; mais quelques instants après la visite, il change d'avis et reste.

21. — Son état semble un peu meilleur que les jours précédents. Il peut lire sans trop de difficulté, et quand il lit, de même que lorsqu'on lui parle ou qu'on excite son attention d'une façon quelconque, la période d'apnée ne se produit pas. Ce phénomène est d'ailleurs en parfait accord avec la loi générale d'après laquelle les excitations des nerfs périphériques entretiennent ou excitent la respiration. Le malade ne s'aperçoit pas de ces alternatives de pause et de respiration, parce que son intelligence est légèrement obnubilée pendant la période d'apnée ; il remarque seulement et il accuse un peu de douleur vague pendant la dyspnée.

22 (soir). — Apnée = 30" — 55 battements du cœur ; dyspnée = 45" — pendant les trente premières secondes de la période de dyspnée, nous comptons 47 battements cardiaques ; c'est, comme toujours, une différence de 4 battements par 15" en plus pendant l'apnée.

25. — Affaissement du malade, cyanose des mains avec refroidissement, subdélirium même pendant la journée, carphologie.

27. — Période d'apnée = 35".

28. — Le matin, vers une heure et demie, le malade a expiré sans que la sœur veilleuse ait remarqué rien d'extraordinaire. L'autopsie n'a pu malheureusement être faite, la famille ayant voulu faire les frais de l'inhumation.

OBSERVATION III. (Communiquée par M. le Dr R. Lépine). *Vieille hémiplégie saturnine, albuminurie, reins cirrheux. Hypertrophie du cœur, insuffisance fonctionnelle. Phénomène de Cheyne-Stokes.* — Le nommé A. Michel, peintre en bâtiments, âgé de 47 ans, entre à l'hôpital temporaire, le 18 novembre 1876 dans le service de M. Heilz et passe à la salle Sainte-Geneviève, n° 23, service de M. R. Lépine, le 15 janvier 1877.

Il y a 15 ans environ, il eut de violentes coliques de plomb, et fut soigné pour cette affection à Saint-Antoine, dans le service de M. Mesnel, où il resta trois mois. Il eut une nouvelle attaque de coliques il y a six mois. Il raconte qu'à la suite de ses premières coliques il eut, à de longs intervalles, de légères palpitations. A la suite de ses dernières coliques, il eut une paralysie des extenseurs de l'avant-bras droit et présenta un œdème considérable des membres inférieurs et des téguments de l'abdomen, il prétend que sa jambe gauche était aussi paralysée : il guérit de la paralysie du bras par l'électrisation localisée au bout de trois mois, et faisait en même temps usage d'iodure de potassium et de purgatifs répétés. Il fut traité pour un rétrécissement uréthral par M. Nicaise, il y a quinze jours.

Actuellement le malade a la figure pâle, — il est amaigri, il accuse de la roideur dans l'avant-bras droit qui a beaucoup perdu de sa force : le membre inférieur du côté droit est dans le même état. Les membres du côté gauche sont sains. Les jambes sont un peu œdématiées : l'œdème a été plus accentué, mais n'a jamais monté plus haut que les genoux. — Albumine dans les urines. La dyspnée est de moyenne intensité mais s'accroit quand le malade est levé et quand il marche.

Au cœur, soufle systolique à la pointe. Pouls très-irrégulier et très-fréquent. = 112 à la minute. Digitale.

Le malade tousse depuis quelques jours et remarque dans ses crachats quelques petits filets de sang.

Du 18 février au 10 avril on est plusieurs fois obligé de suspendre la digitale qui amène des nausées et quelques vomissements : on lui donne de la scille à cause de l'œdème des membres inférieurs.

10 *avril.* — Le malade se plaint que les pilules de scille lui enlèvent l'appétit.

13. — Nuit tranquille. Mais ce matin le malade commence à délirer au point qu'on est obligé de lui mettre la camisole de force : il crie, ne sait ce qu'il fait. A 10 heures le malade est plus calme, son pouls est régulier = 72. La respiration est calme, assez bruyante. Le malade a les yeux ouverts, les pupilles dilatées : il se plaint quand on le pince, refuse de parler et de tirer la langue : on voit cependant en lui ouvrant la bouche, qu'elle est déviée à droite. La sensibilité ne semble pas diminuée à droite. Potion avec acétate d'ammoniaque 10 grammes et eau-de-vie 100 grammes.

14. — Hier soir l'agitation a continué. Ce matin il comprend ce qu'on lui demande, il tire la langue qui ne paraît pas notablement déviée à droite. Pouls = 74 assez fort. Il a pris sa potion la nuit seulement. Lavement avec séné et sulfate de soude.

. 15.— L'intelligence est revenue à peu près complétement. Quan-tité considérable d'albumine dans les urines. Pouls = 64, très-dur.

16. — Pouls = 64 très-dur. Autant d'albumine qu'hier.

17. — Hier le malade s'est levé et s'est évanoui : il est devenu roide dans tout le corps ; on l'a recouché et il est resté dans cet état pendant 20 minutes environ. Ce matin, on remarque sous la langue du côté gauche une ecchymose résultant d'une morsure paraissant remonter à quelques jours. Pouls = 66. Quantité d'urine assez minime. — Cette crise épileptiforme est vraisemblablement de nature urémique. Traitement : eau-de-vie allemande, 50 grammes. — Crême de tartre, 10 grammes dans du lait. — Le malade parle facilement.

18. — Hier le malade a été très-abondamment à la selle. Étant sur le bassin il a eu une attaque, avec perte de connaissance : il était roide, les poingts fermés, la bouche pleine d'écume. — La crise a duré 10 minutes environ — le malade ne faisait pas de grands mouvements de respiration. Ce matin le malade est assis sur son lit et divague ; cependant il sait qu'il n'a pas une lucidité d'esprit complète. La langue est sèche, pouls = 74 : mains cyanosées, — saignée de 100 grammes.

19. — Pas d'attaque hier. P. = 72. – dur.

20. — Pas d'attaque, intelligence paresseuse. P. 76.

21. — Pas d'attaque. P. 84.

22. — Hier soir attaque très-faible vers 9 heures et demie. Perte de connaissance pendant 10 minutes sans roideur. P. = 82. Saignée de 250 grammes.

23. — Le pouls est plus mou, et bat 80. Le malade prend environ 2 à 3 litres de lait par jour. — Abondant dépôt d'albumine dans l'urine par la chaleur — ou par l'acide azotique — l'acide azotique ne donne pas de coloration.

24. — Le malade a complétement perdu la raison. Potion avec extrait quinquina 4 grammes, alcool 15 grammes, 2 cuillerées sirop de tartrate de fer, pouls régulier à 80.

25. — Même état qu'hier relativement à l'intelligence. Hier il a eu une attaque assez violente — il a peu uriné — scammonée 2 grammes, lait, vin diurétique de la Charité, 4 cuillerées — on continue la potion à l'extrait de quinquina.

26. — Il a été plusieurs fois à la selle — pouls = 92. Le malade a été calme toute la journée et la nuit.

27. — 2 selles liées — il n'a pas eu son vin diurétique, scammonée, fer, quinquina. Pouls = 84 plus dur que les jours précédents.

11 *mai*. — On supprime le vin diurétique et le malade est remis au régime ordinaire. Vin, 200 à 300 grammes.

13. — Le malade se plaint d'insomnie : on prescrit une potion avec bromure de potassium. 4 grammes, qu'il prendra dans la soirée.

14. — Le malade raconte qu'après avoir pris cette potion à 8 heures du soir, hier, il fut dès 9 heures en proie à une oppression extrême. De fait, il présente des périodes d'oppression revenant par crises. On supprime le bromure.

17. — Nous trouvant de passage à Paris, nous allons ce jour-ci suivre la visite de M. Lépine, et en approchant du lit de ce malade, nous sommes frappé de son oppression. A un examen plus attentif, nous avons reconnu qu'il présentait le phénomène respiratoire de Cheyne-Stokes, à périodes très-courtes. Les pauses durent de 25 à 30 secondes ; elles sont suivies de mouvements respiratoires d'abord superficiels allant rapidement en croissant. La période des fortes respirations dure en moyenne 30 à 35 secondes, puis après la décroissance graduelle des mouvements respiratoires, la pause reparaît. Le malade est toujours très-affirmatif sur le début de ses accès d'oppression qui ont paru, dit-il, un quart d'heure environ après l'ingestion en bloc de sa potion, le 13 au soir. L'insomnie persiste.

Comme autres phénomènes, nous constatons : cyanose des doigts, pâleur de la face, œdème des membres inférieurs. Sensation d'angoisse précordiale vive, sans irradiation le long du membre supérieur. Bruits du cœur sourds : à la pointe, souffle systolique? A la base, claquements assez nets, forts. Battements réguliers, soulevant la poitrine en masse. Pouls plein, dur, fort, bondissant. Artères radiales athéromateuses, sinueuses, dures. Pendant l'apnée, il y a obtusion intellectuelle, somnolence ; la tête s'incline en avant comme chez un individu qui s'endort : le malade reste dans la position où il se trouvait quand débute cette période, la main levée ; même un mouvement commencé reste inachevé et le malade finit de l'accomplir pendant la période suivante de dyspnée. Les pupilles sont fortement contractées pendant l'apnée : les deux yeux sont ensemble entraînés du même côté, tantôt à gauche, tantôt et plus souvent à droite. Au moment où commence la dyspnée, dès la première inspiration, les pupilles se dilatent subitement, et considérablement, puis pendant la période des fortes inspirations, elles restent stationnaires. Il nous a semblé qu'elles commençaient à se rétrécir dès que les inspirations sont moins amples. Pendant l'apnée, quelques petits mouvements convulsifs des membres, surtout au moindre attouchement qu'on pratique sur la peau du malade. Puis, spontanément, et presque chaque fois, il y a une assez forte convulsion des membres supérieurs à la fin de la pause, et immédiatement après survient la première inspiration.

Pendant la dyspnée, jactitation, le malade raconte toutes sortes de choses, comme s'il avait du délire tranquille. Les mouvements respiratoires ont une amplitude exagérée. Sensation de constriction en ceinture et surtout de pesanteur à la région précordiale.

Le malade nous raconte qu'il aurait eu déjà des crises d'oppression revenant par accès, il y a douze mois environ, à la suite de l'œdème qui survint après les coliques saturnines : on lui avait déjà donné à ce moment, dit-il, du bromure de potassium.

Nous avons relevé les chiffres suivants, pendant 14 accès consécutifs : Apnée $= 15''$, Dyspnée $= 15'' - A = 27''$, $D = 30''$ $- A = 33''$, $D = 28'' - A = 25''$, $D = 30'' - A = 30''$, $D = 35'' - A = 20''$, $D = 30'' - A = 21''$, $D = 35'' - A = 21''$, $D = 31'' - A = 20''$, $D = 34'' - A = 25''$, $D = 30'' - A = 25''$, $D = 28'' - A = 23''$, $D = 30'' - A = 27''$, $D = 28'' - A = 22''$ $D = 30'' -$

La moyenne de ces 14 observations donne pour l'apnée une durée de 23 secondes et pour la dyspnée une durée de 29 secondes. Le pouls n'a pas subi une modification bien notable pendant les deux périodes ; cependant nous avons quelquefois remarqué un nombre de battements un peu plus élevé pendant l'apnée que pendant la dyspnée — en un temps égal, — mais l'accélération était de peu de valeur. Exorbitisme, ou du moins saillie considérable des yeux, que le malade dit n'avoir pas remarquée avant ses accès d'oppression. La saillie oculaire ne nous a pas semblé modifiée pendant l'une ou l'autre période. Le fait de s'occuper du malade, d'attirer son attention, exagère encore le phénomène.

19 *mai*. — A peu près même état. Le phénomène existe encore, à peu près au même degré. L'attention qu'on porte au malade l'exagère.

Un nouvel examen du cœur nous donne les résultats suivants : Pointe dans le cinquième espace, en dehors du mamelon; les deux battements sont plutôt modifiés comme timbre que comme rhythme, c'est-à-dire qu'ils sont assourdis; à la base nous trouvons un souffle, faible, au deuxième temps, avec maximum derrière le sternum et vers le troisième espace intercostal droit. Notons que la forme du thorax est en carène assez marquée.

Pendant une période de 20 secondes de dyspnée, nous constatons 14 mouvements respiratoires.

Le même jour nous quittâmes Paris, et voici la fin de l'observation telle qu'elle fut recueillie par l'interne du service.

27. — Le phénomène de Cheyne-Stokes persiste toujours, et est bien accentué.— Ce matin, comme l'oppression était extrême, on lui fait une injection hypodermique de strychnine. — Le pouls était alors à 52. Presque immédiatement le malade se trouve mal, il a des secousses convulsives et son pouls monte à 84. Le phénomène de Cheyne-Stokes est plus marqué que jamais. — Léger délire. On prescrit sulfate de quinine, une pilule de 0 g. 10 à chaque repas.

28. — Hier, toute la journée, le malade a été bien oppressé, les pieds sont fortement œdématiés. P = 84. Respiration irrégulière, pas de suspension des mouvements respiratoires.

30. — Le malade est pâle, amaigri. Le pouls est excessivement faible, à 84. La dyspnée est plus intense, les extrémités sont violacées; de temps en temps quelques petites secousses. Pas d'apnée.

31. — Depuis quelques jours le malade a assez souvent des secousses convulsives quand on le touche. On prescrit : Rhum, 30 gr., Ext. quinquina, 1 gr.

4 *juin*. — On trouve de la matité à la partie inférieure du poumon droit, et on y perçoit des frottements pleuraux; une ponction avec l'appareil de Dieulafoy donne issue à environ deux litres de liquide.

10. — Aujourd'hui on a constaté encore de la matité, et à l'endroit où il n'y avait pas de vibrations thoraciques, on fait une nouvelle ponction : on ne peut calculer exactement la quantité de

liquide retiré, parce qu'on fait une injection d'eau iodée, avant que tout le liquide de l'épanchement se soit écoulé par la canule du trocart.

11. — Examen de l'urine. On ne trouve que des traces très-douteuses d'iode. Peu d'albumine. Coloration à peine marquée par acide chlorhydrique à chaud et acide azotique à froid.

12. — Pouls irrégulier = 170? Teinture de digitale, 1 gr. Urine, par chaleur, trouble léger. — Par acide chlorhydrique, coloration à peine marquée.

14. — P = 108, un peu irrégulier. — Suppression de la digitale.

15. — Les vibrations sont encore abolies à la base du poumon. P = 88. Le malade prend du vin, du bouillon et du fer. Aujourd'hui on supprime le bouillon et on le met à l'usage du lait.

18 *juin*.— P = 88. La vessie est considérablement distendue. Le malade urine un peu par regorgement, de temps en temps. Il est impossible de le sonder.

Autopsie le 25 juin.

Poumons, congestionné, œdémateux. Poumon droit : la base est comprimée, atélectasiée ; épaississement considérable de la plèvre et adhérences interlobaires. Bronchite intense. Ganglions bronchiques calcifiés et augmentés de volume.

Cœur, très-gros. Valvules normales. Dilatation des orifices valvulaires. Les parois du cœur gauche ont deux centimètres d'épaisseur à la base. Aorte athéromateuse. Tout le système artériel est dilaté et athéromateux.

Foie, normal.

Rate, normale, artère splénique extraordinairement dilatée.

Reins, petits, granuleux ; petits infarctus. — Atrophie considérable de la substance corticale, ayant à peine un millimètre d'épaisseur.

Vessie, à colonnes. Sans cystite. Parois hypertrophiées.

Rétrécissement de la portion bulbeuse de l'urèthre.

Tube digestif, sain.

Encéphale. Artères vertébrales remarquablement grosses avec des plaques athéromateuses. Dans l'épaisseur de la protubérance, presque sur la ligne médiane, il y a un petit foyer hémorrhagique ; à côté, on en trouve d'autres gros comme des grains de millet. Plusieurs petits foyers ocreux dans les corps striés et les couches optiques. Au microscope, cristaux d'hématoïdine et corps granuleux ; les vaisseaux ne paraissent pas notablement altérés.

OBSERVATION IV (communiquée par M. le Dr Clément). — *Hypertrophie du Cœur. Insuffisance mitrale. Délire.—Cheyne-Stokes.* — Pierre Ch..., 70 ans, entre à l'infirmerie des vieillards de la Charité de Lyon, le 22 janvier 1877.

Pas d'antécédents héréditaires, pas d'alcoolisme ni de syphilis. —Comme maladies antérieures, variole dans la première enfance. — Fièvre intermittente en Espagne, en 1823.— Rhumatisme articulaire aigu, en 1854. — Palpitations de cœur depuis cette époque. Ce malade est pensionnaire à l'hospice de la Charité (salle des vieillards), depuis le 18 mars 1874. A part un séjour de peu de durée qu'il fit à l'infirmerie pour des palpitations de cœur, il ne présente rien de particulier au point de vue de la santé générale.

Il est difficile de préciser au juste la date du début des accidents que présente actuellement le malade, faute de renseignements suffisants. Il y a environ dix jours, subdelirium assez intense, marqué surtout la nuit, qui détermina son entrée à l'infirmerie.

Le malade présente à un haut degré le phénomène respiratoire de Cheyne-Stokes ; l'amplitude des mouvements respiratoires va toujours en augmentant progressivement à la suite de l'apnée, jusqu'à un summum, après lequel il y a décroissance graduelle. — Puis apnée. — Le malade ne s'aperçoit pas de ces pauses, pendant lesquelles il paraît absorbé. Le phénomène ne se produit pas lorsqu'on le fait causer. Le nombre des mouvements respiratoires est de 25 à la minute. En l'espace de 4 minutes on constate deux pauses de 26 à 27 secondes chacune, séparées par environ 22 mouvements respiratoires. Le tracé pneumographique confirme le diagnostic de Respiration de Cheyne-Stokes.

Obnubilation des idées ; subdélirium plus marqué la nuit, au point que le malade crie et se promène dans la salle. Insomnie. Toux peu intense. Appétit diminué. Constipation opiniâtre. Pas de céphalalgie, pas de troubles de la vue, ni de l'ouïe, pas de vertiges. La pupille droite est plus dilatée.

Aux poumons, sonorité un peu diminuée. Râles sonores, disséminés en certains points de la poitrine. Respiration un peu rude.

Au cœur, la pointe bat dans le cinquième espace intercostal, en dehors du mamelon. Souffle au premier temps et à la pointe. Pouls petit, dépressible, très-fréquent. Pas d'œdème des membres.

L'analyse des urines ne révèle qu'une très-faible quantité d'albumine, presque insignifiante.

5 *février*. — Le délire persiste, accablement plus considérable : persistance du phénomène de Cheyne-Stokes, pendant les pauses, le malade s'endort et les pupilles se resserrent considérablement. La pupille gauche semble plus rétrécie que la droite, qui toutefois se resserre aussi pendant la pause. Toutes deux se dilatent au contraire pendant la dyspnée.

Pendant 15 secondes d'apnée on compte 24 pulsations à la radiale, et pendant 15 secondes de dyspnée on n'en trouve que 22.

8. — Pause de 15 à 20 secondes. Période de dyspnée $= 30$ secondes. 11 respirations pendant 15 secondes de dyspnée.

Pendant 15 secondes d'apnée on compte 25 pulsations radiales et seulement 18 pendant 15 secondes de dyspnée.

Rétrécissement des pupilles pendant pause : dilatation pendant dyspnée. — Somnolence pendant apnée.

9. — Les pauses sont toujours aussi fréquentes, peut-être un peu moins longues. Les battements du cœur sont sourds, les bruits en sont assez difficilement perceptibles. Depuis quelques jours, œdème des parois abdominales et de la main droite. La sensibilité est parfaitement conservée pendant la dyspnée, et paraît un peu diminuée pendant la pause.

Aujourd'hui le malade se sent mieux et pour la première fois depuis plusieurs jours, il accuse de l'appétit et a mangé avec plaisir.

13. — Délire toujours très-intense.

14. — Un peu d'embarras de la parole; le malade bredouille en parlant. A chaque instant il s'endort et se réveille pour délirer. Agitation et oppression. P $= 100$.

17. — Le délire semblait moins marqué hier, mais il est aussi intense ce matin. Le malade a mangé un peu hier; il a des nuits très-agitées, et cherche à s'échapper.

19. — Même état.

21. — Il continue toujours à manger un peu; il a quelque idées assez suivies. Ce matin, au moment de la visite, il sommeille ; on en profite pour compter la durée des pauses: elles sont de 20 secondes.

23. — Escarre à l'ischion droit, quelques ulcérations vers les commissures des paupières.

2 mars. — Depuis plusieurs jours déjà, un peu d'œdème et de refroidissement des membres supérieurs.

Pause de 28 secondes.

4. — Le malade est beaucoup plus abattu ; il ne se lève plus pendant la nuit pour courir dans la salle comme il le faisait précédemment. L'œdème augmente aux membres supérieurs. Le délire est complet. Le malade reconnaît à peine le monde qui l'entoure. D'ailleurs sa vue semble bien troublée.

5. — Même état. Mort à 5 heures du soir.

7. — Nécropsie. *Poumons* adhérents au sommet droit et à la base gauche, congestionnés, rouge-vineux, un peu atélectasiés dans toute leur étendue : épaississement des parois bronchiques. Les plèvres sont lisses, mais au sommet droit on trouve trois ou quatre tumeurs du volume d'une noisette (pour les plus grosses) ayant l'aspect d'un lobule de chou-fleur, de consistance cartilagineuse. Ces tumeurs sont sous-pleurales, et c'est à ce niveau que la plèvre était adhérente au sommet. Pas de tubercules dans les poumons. Épanchement d'hydrothorax plus abondant à droite qu'à gauche.

Cœur. — Volume énorme, hypertrophie des parois, surcharge graisseuse. Valvule mitrale épaissie, sans végétations ni plaques dures, mais manifestement insuffisante. Valvule tricuspide insuffisante, mais souple et lisse. Valvules sigmoïdes saines.

Aorte jaunâtre, sans plaques calcaires ni athéromateuses.

Reins. — Petits fibrômes dans la substance corticale ; petits kystes contenant du liquide séro-albumineux jaunâtre.

Cerveau. — Rien de spécial, pas d'athérôme des artères de la base. Pas de foyer de ramollissement ou d'hémorrhagie, ancien ou récent. Rien au bulbe à l'œil nu.

OBSERVATION V (personnelle). *Hypertrophie du cœur. Surcharge graisseuse. Cheyne-Stokes*. — Rich..., Auguste, tisseur, 74 ans, entre à l'Hôtel-Dieu, salle Saint-Charles, n° 32, le 27 mai 1877.

Aucun antécédent héréditaire : frères, sœurs bien portants : les parents qui sont morts ont été atteints d'affections aiguës.

Comme antécédents personnels, fièvre intermittente légère, chancres ? un peu d'alcoolisme. Séjour antérieur à l'hôpital, il y a un mois environ, à la suite de plusieurs syncopes avec affaissement général.

Actuellement, tremblement intermittent avec oppression également intermittente : les battements du cœur sont sourds, profonds, irréguliers, peu distincts les uns des autres. Le pouls est misérable, difficile à compter : les extrémités froides, cyanosées.

Aux poumons, aucun signe bien accusé à l'auscultation. Phénomène respiratoire de Cheyne-Stokes bien marqué. Il y a une période où les parois thoraciques ne se soulèvent plus. Arrêt complet de la respiration apnée, pendant laquelle le malade est agité d'un tremblement rhythmique, comme dans la paralysie agitante : le malade est comme hébété et ne s'occupe pas de ce qui l'entoure. Puis une respiration superficielle se produit, d'autres lui succèdent, augmentant graduellement de fréquence et d'amplitude, et arrivent à un summum après lequel il y a décroissance graduelle, jusqu'à une nouvelle pause. La période d'apnée dure en moyenne 25 à 30 secondes ; celle des respirations, 40 à 50 secondes. Pendent la période d'apnée, le pouls est très-rapide, petit, dépressible, et bat 40 fois en 15 secondes. La face conserve sa teinte pâle. Pupilles légèrement rétrécies. Pendant la dyspnée, les pupilles se dilatent. Le pouls semblerait augmenter de fréquence.

Pas d'œdème des membres inférieurs. Pas de douleur à la pression dans l'hypocondre droit. Le foie, d'ailleurs, ne dépasse pas le rebord costal. Jamais d'hémoptysie. Perte d'appétit et de sommeil.

29. — Le malade présente toujours les mêmes phénomènes.

31. — Le malade ne répond que par signes. Il n'y a jamais eu d'albumine dans les urines.

1ᵉʳ *juin*. — Le malade s'affaiblit de plus en plus et meurt dans la journée (2 h. soir.)

2. — Examen nécroscopique.

Cœur, énormément hypertrophié, présentant une surcharge graisseuse considérable : mais l'examen à l'œil nu le plus attentif ne fait pas découvrir de taches grises pouvant faire supposer la présence d'une dégénérescence des éléments musculaires. Malheureusement l'examen microscopique n'a pas été pratiqué. Pas d'altération bien notable des valvules cardiaques ou artérielles ; origine de l'aorte lisse, sans plaques athéromateuses.
Le cerveau n'a pas pu être examiné.

OBSERVATION VI. — Cette observation qui a été publiée dans

The Lancet, année 1877, vol. II, nous a été signalée par M. le
Dr Lépine ; nous en devons la traduction à l'obligeance de M. le
Dr E. Vincent, chef de clinique chirurgicale à la Faculté de Lyon.

NORTH STAFFORDSHIRE INFIRMARY. — *Cas d'apoplexie ; Respiration de Cheyne-Stokes.* — Les notes sur ce cas intéressant
ont été recueillies par M. Frost, chirurgien-interne.

Robert R..., âgé de 63 ans, charbonnier, entre le 13 juillet 1877,
à quatre heures du matin. Le 12 juillet vers dix heures du matin,
il avait perdu subitement connaissance et était tombé en se contusionnant l'œil gauche contre le sol. Il était resté sans connaissance jusqu'au moment de son admission, tout en jasant parfois
d'une façon incohérente. On n'a pu obtenir de renseignements sur
ses antécédants ni sur ses habitudes.

. Examiné après son admission, il était étendu sur le dos, les
yeux fermés, les pupilles contractées, égales, inactives ; les conjonctives étaient sensibles au toucher. Il y avait paralysie du bras
et de la jambe gauches, mais sans paralysie faciale. Lorsqu'on
lui demandait son nom, il s'efforçait de répondre comme s'il avait
eu la bouche pleine. Respiration parfois stertoreuse, pouls 56,
plein et dépressible, température 98° (Farenheit) ; la déglutition
s'accomplissait aisément. Il y avait une ecchymose étendue et
ronde sur l'œil gauche La tête ayant été rasée, on appliqua de la
glace, puis on plaça un vésicatoire derrière chaque oreille. On
administra ensuite une poudre composée de calomel et jalap. — A
9 h. du matin, P. 72, temp. 100° (F.). — Il gémit par intervalles
durant la nuit ; mouvements déscrdonnés du bras droit, aucun
mouvement du bras gauche.

14 *juillet.* — 9 h. matin, température, 101° à 106° ; pouls, 68.
Un peu plus de connaissance. Œil croit ouvert, pupille inactive et
contractée.

11 h. matin. — On note que tout à coup la respiration reste
suspendue environ 20 secondes, elle recommence ensuite avec des
mouvements en quelque sorte superficiels. Ils augmentaient de
profondeur en 10 à 11 respirations, et lorsqu'ils avaient atteint un
maximum (qui était un peu au-dessus de la normale), ils diminuaient graduellement, puis, après 10 à 11 respirations, tout
mouvement était suspendu. Au maximum, il y avait quelquefois
du stertor. Les périodes d'augment et de déclin occupaient chacune 12 secondes. La fréquence des mouvements respiratoires ne

variait pas. La fréquence du retour de la pause a été comptée à des intervalles d'une heure et elle a été trouvée légèrement variable. La moyenne de 8 observations a donné 6,85 fois en 5 minutes ou 81 fois par heure. Pouls, 108, demeurant impassible devant les changements de la respiration.

15. — Il semble avaler avec un peu de difficulté. Cette gêne a augmenté dans l'après-midi. Le pouls devient plus faible, la respiration plus superficielle, mais les pauses avaient la même durée et la même fréquence.

Mort à 7 h. 45 du matin.

Autopsie 20 heures après la mort. Affaissement des circonvolutions cérébrales.

Les deux ventricules latéraux sont énormément distendus par un coagulum récent et du sérum; le septum est détruit. Dans la partie postérieure de chaque plexus choroïdien, il y avait un peloton de petits kystes remplis de sérum. Une cavité à parois déchirées communiquant avec le ventricule latéral droit, et du volume d'une noisette, occupait la partie postérieure du corps strié et la partie antérieure du thalamus optique (couches optiques). Les artères de la base du cerveau étaient très-athéromateuses. Les autres organes n'ont pas été examinés.

L'apparition des symptômes connus sous le nom de respiration de Cheyne-Stockes est assez rare et leur pathogénie enveloppée d'une obscurité si profonde, que chaque exemple recueilli présente un grand intérêt. Dans le cas ci-dessus, le pouls a été suivi avec un soin extrême pendant les périodes de respiration et d'apnée, et ni dans l'une ni dans l'autre, on n'a découvert de variation dans son caractère ni sa fréquence. On n'a pas employé le sphygmographe.

Déférant au désir d'amis, le cerveau seul fut examiné, d'autant plus qu'il n'y avait pas opportunité d'examiner l'état du cœur ni de l'aorte. L'état athéromateux des artères de la base du cerveau indiquait d'ailleurs suffisamment quel devait être l'état de l'aorte. Il est possible que les conditions organiques des artères aient dissimulé (ou empêché de constater) une légère variation de la tension artérielle qni aurait pu exister.

OBSERVATION VII. — (Due à l'obligeance de M. Rocher, interne du service). *Rétrécissement et insuffisance aortiques, hémiplégie gauche. Cheyne-Stokes.*

Bar... Joseph, teinturier, âgé de 46 ans, entre à l'Hôtel-Dieu,

salle Saint-Maurice n° 26, le 13 août 1877. Pas de rhumatisme ni
de syphilis. Habitudes alcooliques. Il y a 7 ou 8 ans, le malade a
eu des accès d'oppression avec palpitations intermittentes : quelque temps après, œdème des membres inférieurs et du scrotum,
puis ascite. — Depuis cette époque l'œdème a plusieurs fois reparu et disparu. Ce malade a fait antérieurement deux séjours à
l'hospice de la Croix-Rousse, en dernier lieu il y a trois mois.

Il y a environ un mois, le malade se réveillant un matin fut
dans l'impossibilité de se lever, la jambe gauche fléchissait sous
lui et il ne pouvait que difficilement se servir du bras gauche
pour se soutenir. Il avait eu la nuit, sans s'en apercevoir une
attaque d'apoplexie.

Actuellement, flaccidité des membres gauches que le malade
est dans l'impossibilité de remuer volontairement.

La sensibilité est conservée dans ces trois modes, toucher,
douleur, température, aussi bien à gauche qu'à droite. — Com--
missure labiale tirée à gauche, abaissée à droite (phénomènes
croisés de paralysie). Pas de déviation conjuguée des yeux. —
Quelquefois cependant les deux yeux regardent en haut et
droite.

Facultés intellectuelles peu atteintes.

Œdème des membres inférieurs et du scrotum.

Pas d'ascite appréciable. Teinte un peu cyanique de la face. —
Orthopnée.

Cœur, la pointe bat dans le 6e espace, à 4 travers de doigt en
dehors du mamelon. La matité précordiale s'étend, verticalement,
de la ligne mamelonnaire à 5 travers de doigt au-dessous —
transversalement, d'une ligne située à deux travers de doigt en
dedans du bord gauche du sternum, à deux travers de doigt en
dehors du mamelon. Souffle diastolique au niveau de l'orifice aortique, se propageant dans les vaisseaux du cou, et soufle systolique moins fort. Rien à la pointe. Les carotides battent violem-
ment. Pouls vibrant, dépressible. — Hypertrophie du foie; on
sent son rebord au niveau d'une ligne située à trois travers de
doigt au-dessous de l'ombilic.

1er *Septembre*. — Orthopnée persistante. — Conjontivite droite
survenue brusquement. Respiration de Cheyne-Stokes : pauses de
15 à 18 secondes suivies de respirations d'abord faibles, allant en
croissant d'amplitude et de fréquence, puis décroissance graduelle

des mouvements respiratoires et nouvelle pause. La période respiratoire dure 50 à 55 secondes M. Rocher nous invite à venir examiner le malade.

3. — Nous examinons successivement la durée de 6 périodes d'apnée, les unes après les autres : elles ont duré, 25" — 24" — 28" — 25" — 25" — 27" — : moyenne = 26" Les périodes de dyspnée = 55" — 68" — 59" — 65" — 64" — 58" : la moyenne = 62" environ.

Nous prenons le tracé pneumographique qui présente tous les caractères que nous avons précédemment assignés au vrai Cheyne-Stokes.

Les pupilles fort contractées pendant l'apnée se dilatent dès que commencent les mouvements respiratoires et deviennent très-larges pendant les inspirations extrêmes.

Les globes oculaires, déviés en haut et à droite, ne semblent pas subir de changement de direction pendant les deux périodes.

Insensibilité cutanée très-prononcée. Le malade ne semble sentir ni les pincements, ni les piqûres sur la poitrine. Nous avons maintes fois compté le nombre des pulsations radiales pendant un temps égal dans les deux périodes, tantôt dix, tantôt quinze secondes : nous n'avons pas trouvé de modification appréciable comme nombre de battements ; il nous a semblé que le choc au doigt était plus fort pendant la période de respiration et le chiffre des pulsations serait peut-être plus élevé de un ou deux pendant la dyspnée que pendant l'apnée. (Résultat contradictoire de ceux que nous avions précédemment notés dans nos autres observations). Somnolence pendant apnée.

4. — Aggravation des symptômes. Le malade est dans un état semi-comateux. Il répond encore d'une façon à peu près exacte aux questions qui lui sont posées. Les battements du cœur sont très-tumultueux. On distingue toujours néanmoins le souffle diastolique de la base. Quant au souffle systolique, il est toujours moins fort que l'autre et parfois difficile à percevoir.

Quantité notable d'albumine dans les urines.

5. — Le nombre de pulsations est un peu plus grand pendant 15 secondes de dyspnée (27) que pendant le même temps d'apnée (24). Tendance à l'asystolie. Choc précordial très-étendu. Double souffle à la pointe et à la base : battements très-rapprochés, diffi-

ciles à distinguer. Une période d'apnée dure 20 secondes, la période suivante de dyspnée 63 secondes. — Une autre période d'apnée = 21 secondes et la période de dyspnée consécutive = 65 secondes.

6. — Le malade s'affaiblit graduellement : sa respiration est tout-à-fait stertoreuse; on ne peut plus aussi facilement reconnaître les caractères du phénomène.

7. — Mort à six heures du matin. — La nécropsie n'a pu être faite.

OBSERVATION VIII. — (Communiquée par M. le D[r] Clément.) *Asystolie cardiaque. — Apoplexie pulmonaire droite. Anasarque — hydrothorax — Phénomène de Cheyne-Stokes.*

Tar... Guillaume, cultivateur, 60 ans, entre à l'hospice de la Croix-Rousse, salle Saint-Pothin, n[c] 11, service de M. Favre, alors suppléé par M. Clément, le 30 septembre 1877.

Depuis 25 ans, sans avoir jamais eu d'attaque aiguë, cet homme a souvent souffert de douleurs rhumatismales. Il y a 22 ans, il fit une maladie qui dura environ un an : l'hémoptysie est le seul symptôme dont il se souvienne bien. Sa santé, depuis ce moment, a toujours été assez satisfaisante, si l'on excepte quelques rares douleurs rhumatismales.

Il y a trois semaines, sans cause appréciable, cet homme fut pris de palpitations cardiaques, d'oppression, d'œdème des jambes, enfin d'hémoptysie et de douleurs occupant la moitié gauche de la base du thorax.

Actuellement le patient a de l'oppression, il continue à éprouver de la douleur dans le côté gauche de la poitrine. La toux est assez fréquente : l'expectoration, pas très-difficile, est composée de crachats sanguins, tantôt noirâtres, tantôt rouges, peu aérés : les palpitations cardiaques sont presque continues, — œdème des jambes.

L'appétit est diminué. — Pas de selle depuis six jours : le pouls est irrégulier, rare. Les bruits du cœur ne sont pas rhythmés et il est difficile de distinguer ceux qui appartiennent à chaque révolution cardiaque : cependant, à certains moments, on en distingue trois dans chaque révolution. Le murmure respiratoire est presque normal, même en avant et sur les côtés.— M. Clément, en voyant le malade à la visite du matin, constata immédiatement le phénomène de Cheyne-Stokes. Potion avec ergotine 1 gr. sirop de ratanhia, 30 gr. Infusion de feuilles de digitale, 0,40. Lavement purgatif.

La durée d'une pause est de 15 secondes : la période respiratoire $= 50$, 60 secondes pendant lesquelles on compte 30 respirations. Une autre période d'apnée dure 25 secondes. Les pupilles, contractées pendant l'apnée, se dilatent dès les premières respirations. Impossible de compter la fréquence et d'apprécier l'intensité du pouls pendant chaque période.

Pas de souffle au cœur, impossibilité de saisir le rhythme de l'organe.

Torpeur intellectuelle, réponses lentes, peu précises. Le malade est maladroit, renverse son crachoir, crache de tous côtés, met un papier d'affaires dans son crachoir.

2 *Octobre*. — Il arrive parfois que la période de l'apnée est constituée simplement par un ralentissement du rhythme respiratoire au lieu d'une pause complète. On observe une période de dyspnée qui dure 45 secondes avec 30 mouvements respiratoires. Pas de pause, mais 4 respirations en 15 secondes. Pendant l'apnée le pouls paraît plus plein, à diastole artérielle plus marquée, et plus régulier, moins fréquent. On compte environ 15 pulsations pendant 15″ d'apnée et 24 ou 25 pendant le même temps de dyspnée. — Dilatation manifeste des pupilles pendant la dyspnée.

L'expectoration est toujours constituée par du sang pur, et est toujours assez abondante. Toujours pas de bruit de souffle cardiaque. Pouls petit, presque imperceptible, irrégulier. Diminution relative de la sonorité au tiers moyen du côté droit de la poitrine (au-dessous de l'angle de l'omoplate droite) : submatité à la base gauche. Râles muqueux des deux côtés à la base ; à gauche, léger souffle inspiratoire ; souffle et matité se prolongeant sur le bord axillaire. Pas de troubles cérébraux, ni la nuit, ni actuellement.

Potion avec chlorhydrate de morphine, 0,02.

3. — Expectoration toujours sanglante ; le phénomène de Cheyne-Stockes est moins net. Les pauses sont incomplètes. Un peu de subdelirium la nuit.

Le phénomène de Cheyne-Stockes a complétement disparu. 22 respirations assez régulières à la minute. Pouls plus ample, plus régulier, 80 pulsations perçues. — Carphologie. — Expectoration toujours constituée par du sang pur. Dans le 1/3 moyen droit, râles humides, fins, sous-crépitants, sans souffle. Urines foncées, limpides : se troublent un peu par la chaleur, redeviennent limpides par l'acide azotique. Persistance de l'œdème. Suppression de la digitale et de la morphine.

5. — La nuit a été très-calme. La respiration Cheyne-Stockes n'a pas reparu. L'expectoration commence à être moins colorée par le sang et est plus spomeuse. Le malade ne sait pas bien ce qu'il dit : il est 9 h. du matin et il accuse sentir un point de côté à droite, depuis aujourd'hui *à midi.*

Les urines, acides, ne précipitent plus par l'acide azotique.

6. — Persistance du souffle dans la moitié inférieure gauche , avec absence du murmure vésiculaire et diminution des vibrations thoraciques. Les râles humides persistent à droite.

L'expectoration a les mêmes caractères : 2 vésicatoires à la base gauche, suppression d'ergotine, vin de Trousseau 60 grammes.

Battements du cœur sourds, mais plus réguliers, ainsi que le pouls. Pas de souffle au cœur. Matité précordiale pas exagérée.

9. — Pouls très-irrégulier, mais plus fort, tendance au dicrotisme. Respiration régulière à 32. Pouls à 80. L'expectoration devient presque incolore, elle est visqueuse. Retour du murmure vésiculaire et de la sonorité à gauche. A droite, persistance des râles humides, toutefois moins nombreux ; l'œdème a diminué. — Poudre de digitale, 0,60 pendant 2 jours. Suppression du vin de Trousseau.

12. Pouls à 96, régulier, plein. A gauche, matité complétement disparue, ainsi que le souffle et les autres signes d'épanchement. A droite, toujours submatité. Râles sous-crépitants, moins nombreux. L'expectoration est décolorée, sale, visqueuse, finement aérée. L'œdème continue à diminuer. Persistance de la torpeur intellectuelle.

17. — Le malade étant dans le sommeil, on remarque que le phénomène de Cheyne-Stockes est très-accusé. Les pauses sont plus longues qu'elles ne l'ont été la première fois que le malade présenta ce rhythme respiratoire. Dès que le malade s'est réveillé, le phénomène a disparu, pour faire place à une respiration plus ralentie, mais moins ample par moments, faits qu'on observait déjà depuis quelques jours, pendant les visites.

20. — Même état. Pas de bruit de souffle au cœur.

1er *novembre.* — Le malade, sur sa demande expresse, obtient son billet de sortie, bien qu'il soit toujours extrêmement faible.

OBSERVATION IX (personnelle). — *Hypertrophie cardiaque. Insuffisance mitrale. Infarctus pulmonaire droit. Respiration de Cheyne-Stokes.*

M. Michel, 77 ans, ex-menuisier, entre le 9 octobre 1877 à l'Hôtel-Dieu, salle Saint-Maurice, n° 21.

Le malade est dans un tel état d'abattement et d'obnubilation intellectuelle qu'on ne peut obtenir de lui que des renseignements tout à fait incomplets. C'est à grand'peine que nous pouvons apprendre qu'il a été quelquefois déjà traité pour des accès d'oppression ; mais jamais, jusqu'ici, ils n'avaient été aussi forts. Ces jours derniers, toux, avec point de côté à droite et crachats hémoptoïques. Actuellement cyanose de la face, dilatation variqueuse des capillaires du nez fort accentuée. Cyanose des doigts. L'expectoration sanglante continue : il y a une oppression habituelle très-forte, entrecoupée par de petites périodes pendant lesquelles la respiration se suspend complétement. A un examen plus attentif, nous reconnaissons que ces pauses sont suivies de mouvements respiratoires d'abord superficiels (3 ou 4), puis les inspirations prennent une amplitude graduellement croissante jusqu'à dépasser de beaucoup la normale. Après le summum, il y a une décroissance graduelle des mouvements respiratoires et une nouvelle pause. Les périodes d'apnée sont généralement de courte durée, 5 ou 7 secondes au plus : les périodes respiratoires varient entre 16 et 25 secondes. Nous avons souvent compté le pouls pendant la pause et pendant la dyspnée, durant 5 secondes, et nous n'avons pas pu trouver de différence dans la fréquence des pulsations, qui ont toujours été de 11 pendant les 5 secondes. Parfois nous avons pu compter jusqu'à 12 pendant la pause ; mais cette différence est trop peu importante pour qu'on puisse en tenir compte. Le pouls est modérément dur, présentant à certains moments un peu d'irrégularité, comme si le cœur faisait un faux pas et qu'il manquât une pulsation. Les artères ne sont pas dures, elles se laissent facilement déprimer : on compte en moyenne 120 pulsations par minute.

L'auscultation du cœur est très-difficile, à cause de très-nombreux ronchus ; il semble qu'il existe à la pointe un souffle systolique, d'ailleurs peu marqué : mais à la base, le premier bruit nous parait dédoublé, sans qu'il y ait de souffle. Les battements dans la région précordiale sont violents et se perçoivent sur une légère surface. Matité dans 1/3 inférieur du côté droit du thorax. Obscurité de la respiration avec gros râles muqueux humides. On porte comme diagnostic : hypertrophie du cœur, insuffisance mitrale. Infarctus pulmonaire droit. Respiration de Cheyne-Stokes.

10. — On observe que la pupille gauche est plus contractée que la droite : elles ne semblent pas subir de modification bien apparente pendant les 2 périodes. Elles sont moyennement dilatées.

Pas de paralysie des membres supérieurs ni de la face.

Œdème des membres inférieurs, que le malade peut difficilement mouvoir.

11. — Pouls précipité, petit = 136. Le malade est dans la prostration et s'affaiblit de plus en plus. La respiration est de plus en plus gênée. Le phénomène de Cheyne-Stokes persiste, mais les périodes de dyspnée sont beaucoup plus longues = 25, 35 secondes, les efforts d'inspiration plus amples. Un peu de stertor. Par contre, la durée des pauses est notablement diminuée et atteint aujourd'hui 3, 4, 6 secondes au plus. Le pouls ne semble toujours pas modifié pendant les 2 périodes.

Pupilles comme hier : peut-être la droite est-elle un peu moins contractée que la gauche. Pas de changement de l'ouverture pupillaire.

Les ronchus, trop abondants et trop bruyants, empêchent complétement d'ausculter le cœur. Carphologie. Sueurs assez abondantes. Légère conjonctivite droite.

12. — Le malade est mort ce matin à 6 h. 1/2, sans qu'il soit survenu de phénomènes particuliers.

La respiration est devenue de plus en plus stertoreuse ; le malade s'est affaissé progressivement, se cyanosant de plus en plus, et il est mort sans convulsions.

La nécropsie n'a pas pu nous être accordée.

CHAPITRE IV

RÉFLÉXIONS SUR LES OBSERVATIONS

Nous aurions pu faire suivre chaque observation des réflexions que nous suggérait la présence ou l'absence de tel ou tel phénomène, le développement plus ou moins considérable de tel ou tel symptôme. Mais nous avons craint de nous exposer de cette façon à de très-nombreuses redites, et il nous a paru plus rationnel de grouper toutes ces observations les unes à côté des autres et de les présenter en bloc, en passant en revue chacun des principaux phénomènes qui caractérisent ou accompagnent la respiration de Cheyne-Stokes.

§ 1. — Apnée

A. *Durée.* — Cette période de suspension complète de tout mouvement respiratoire a une durée fort variable. Tantôt très-courte, elle dure 5 ou 7 secondes seulement (obs. IX) : le plus souvent, telle est du moins la moyenne la plus générale, elle dure environ 15 ou 20 secondes (obs. I, II, VI, VIII) ; dans l'observation de Cheyne, il est dit que la pause était de 1/4 de minute environ. Parfois elle se prolonge jusqu'à 25, 30 secondes. (obs. III, IV, V), rarement au delà : cependant Traube rapporte une observation où il signale des pauses.de 40 secondes. Dans deux observations de Bernheim, nous trouvons que la durée de l'apnée a été deux fois de 25 à 30 secondes environ. (obs. VIII, IX, de Bernheim).

D'autre part, Traube dit que parfois la durée des périodes est si courte que le phénomène peut passer inaperçu.

B. *Fréquence.* En général, nous avons toujours remarqué que les séries alternatives de pause et de respirations se suivaient sans intercalation de périodes plus ou moins calmes : le retour de la pause est donc inverse-

ment proportionnel à la durée des périodes de respiration.

Dans l'observation de Cheyne, la pause revenait toutes
les 75 secondes environ (en comptant du début d'une
pause à l'autre.) Traube, à propos de la courte durée des
périodes d'apnée, rapporte qu'il a observé un cas où il vit
4 ou 5 périodes évoluer en une minute. On pourra lire
plus loin une observation (obs. X) que nous avons recueillie, avec des tracés pneumographiques et où le nombre des périodes est à peu près le même que celui-ci : en
moyenne 5 par minute. D'autres fois, dit Traube, il y a à
peine une période dans une minute. Dans l'observation
VIII de Bernheim, nous voyons que le retour de l'apnée
avait lieu toutes les 35 secondes ; dans l'observation IX,
toutes les 55 ou 60 secondes seulement. La fréquence des
périodes d'apnée est donc très-irrégulière et d'après les
faits que nous avons pu observer, nous pouvons dire qu'elle
est éminemment variable, non-seulement d'un sujet à l'autre, mais aussi chez le même malade du jour au lendemain,
d'une heure à la suivante. Cette variation doit dépendre
d'un état particulier du sang ou du système nerveux.

Or, si d'une part, nous tenons compte des détails de
l'observation II, où nous voyons les pauses qui étaient le
18 octobre de 18 à 20 secondes, devenir le 22 de 30
secondes, le 27 de 35 secondes et les périodes respiratoires qui étaient de 55 secondes le 18, se réduire les
jours suivants à 45 secondes, où, par conséquent, ces deux
modifications, *allongement et retour plus fréquent des
pauses*, s'accentuent au fur et à mesure que la maladie
progresse et que le malade est de moins en moins capable
de sentir le besoin de respirer : Si, d'autre part, nous

nous reportons aux expériences de Franck qui a vu, après
la suspension de la respiration artificielle, les pauses se
produire d'autant plus facilement et être d'autant plus lon -
gues, que l'animal sur lequel il opérait était plus indiffé -
rent, il nous semble que nous sommes en droit de con-
clure que : plus l'état du malade sera grave, son accablement profond, son obnubilation intellectuelle étendue,
plus aussi la durée des périodes d'apnée sera accrue et
leur fréquence augmentée.

C. *Causes*. Traiter des causes de l'apnée, c'est traiter
des causes du phénomène de Cheyne-Stokes lui-même,
à moins de répéter pour le phénomène en général, ce que
nous aurons dit pour l'apnée en particulier. Toutefois,
nous désirons faire au préalable une remarque sur le
sens physiologique, qu'il faut, d'après nous, attribuer à
l'*Apnée du Cheyne-Stokes pathologique*.

Rosenthal[1], définissant l'apnée, a dit que c'était « une
suspension de la respiration due à l'introduction préalable
dans le sang d'une quantité surabondante d'oxygène. » Le
docteur Franck[2] dans ses expériences a repris cette question
et est arrivé aux mêmes conclusions : il a constaté en effet
que la pause était d'autant plus longue et se produisait
d'autant plus facilement, *après une trachéotomie :* 1° que
l'animal était plus fort, plus vigoureux, plus jeune et
par conséquent effectuait des mouvements respiratoires
plus énergiques ; 2° que le mélange gazeux qu'il faisait
respirer à l'animal contenait une plus forte proportion

---

[1] Sur le mécanisme de l'Apnée. *(Comptes rendus de la Société de Biologie*. 1871, p. 134 à 138.)

[2] Étude de quelques arrêts respiratoires : apnée, phénomène de Cheyne-
Stokes. Arrêts réflexes de cause cardiaque. *In Journal d'Anatomie et de
Physiologie*, publié par Ch. Robin, n° 6, année 1877.

d'oxygène, tandis que chez les chiens âgés, apathiques, respirant mal ou faiblement, la pause arrive plus rarement, de même que lorsqu'on fait inhaler un mélange contenant plus d'azote et moins d'oxygène qu'il n'y en a dans l'air ambiant.

Chez les malades dont nous avons rapporté les observations, est-ce bien à cause d'une suroxygénation du sang que se produit l'apnée?... Nous croyons plutôt que c'est par un défaut de réaction du centre nerveux ; car nous avons vu précédemment que la pause est d'autant plus longue et plus fréquente que l'état du malade est plus grave, et que, corrélativement, les périodes respiratoires pendant lesquelles le malade pourrait emmagasiner de l'oxygène sont moins longues et plus rares. Or, on ne peut dire que chez ces malades il y ait suroxygénation du sang : on ne peut pas dire non plus, il nous semble, que les malades à ce moment-là aient besoin de moins d'oxygène que les jours précédents, où ils se portaient mieux, ou moins mal, tandis que, en admettant un épuisement nerveux plus rapide, une diminution croissante de l'excitabilité du centre respiratoire, on s'explique très-bien que les malades puissent, à mesure que leur état s'aggrave, rester plus longtemps et plus souvent sans faire de mouvements respiratoires.

Il y aurait donc ainsi, d'après nous, deux sortes d'apnée : l'une *physiologique*, produite expérimentalement chez des sujets dont les systèmes nerveux et circulatoire sont sains[1] et qu'on peut rapporter à une suroxygéna-

---

[1] On peut facilement vérifier le fait sur soi-même, en faisant trois ou quatre respirations très-amples et rapides. On peut alors rester quinze ou vingt secondes sans éprouver aucunement le besoin de respirer.

tion plus ou moins rapide du sang : l'autre, *pathologique*, survenant chez les individus qui par suite d'un défaut de réaction des centres nerveux n'éprouvent pas le besoin de respirer et restent ainsi jusqu'à ce que l'excitant naturel du bulbe soit accumulé en plus grande quantité dans le sang. D'ailleurs, le Docteur Franck, après avoir parlé de deux malades chez qui il observa le phénomène de Cheyne-Stokes avec M. le Professeur Renaut, émet une opinion identique à la nôtre et refuse de considérer l'apnée du Cheyne-Stokes comme semblable à l'apnée expérimentale.

Nous abordons ici une question des plus délicates et que nous avons déjà exposée en partie dans notre précédent mémoire : nous ne pouvons cependant nous dispenser d'en dire ici quelques mots, d'autant plus que de nouveaux faits sont venus nous confirmer dans notre première opinion.

Les idées que nous avons émises à la fin du paragraphe précédent et dans les lignes ci-dessus, s'accordent parfaitement avec la théorie que Traube a proposée en 1871 pour l'explication du phénomène de Cheyne-Stokes, théorie qui repose sur les deux idées fondamentales suivantes : 1° diminution d'excitabilité du bulbe ; 2° épuisement rapide de ce peu d'excitabilité restante, par excès de fonctionnement [1].

Cette diminution d'excitabilité, d'après Traube, reconnaît pour origine une irrigation oxygénée moindre, soit

---

[1] D'ailleurs cette idée de l'intermittence des phénomènes par épuisement nerveux, nous la retrouvons soutenue et professée par Trousseau qui, dans une monographie magistrale sur la phthisie laryngée explique l'intermittence des accès d'asthme, par cet épuisement rapide des centres nerveux après les grandes excitations. Voir : *Mémoires de l'Acad. de médecine*, t. VI, 1837.

par défaut d'action du cœur (dégénérescence graisseuse),
soit par gêne locale dans la circulation cérébrale (athérôme, endartérite déformante). Quant aux épanchements
apoplectiques cérébraux, Traube pense qu'ils produisent
cet effet anémiant en diminuant d'autant la quantité de
sang qui parcourt le système circulatoire. Cette diminution dans la quantité du sang en circulation nous semble
avoir une influence bien minime, comparativement à celle
que doit produire la compression des artères de la base,
due à l'épanchement intra-cérébral. Notre opinion d'ailleurs est en rapport avec les résultats expérimentaux obtenus par Schiff et les récentes recherches de Duret [1]
sur la compression cérébrale lui donnent un nouvel ap-
pui. Ces deux observateurs ont en effet constaté une suspension de tout mouvement respiratoire, d'autant plus
longue que la pression exercée sur les artères de la base
était plus considérable et plus brusque, soit par un épanchement hémorrhagique au niveau de la moelle allongée
(Schiff) soit par une injection d'eau dans la boîte crânienne (Duret).

D'autre part, nous avons pu observer trois faits dans
lesquels le phénomène paraît avcir eu pour cause détermi-
nante une anémie rapide avec diminution d'excitabilité
du bulbe : ce sont les obs. I. III, et celle que nous a communiquée M. Garel, où le rhythme respiratoire a fait son
apparition après l'ingestion du bromure de potassium.

Nous ne relèverons pas ici les opinions de tous les auteurs qui ont écrit sur le bromure de potassium, sur son

---

[1] Note sur la physiologie pathologique des traumatismes cérébraux par
H. Duret, *Société de Biologie Nov.* 1877. *Progrès médical.* Année 1877,
n° 49 et 50.

action anémiante et dépressive des centres nerveux, car elles sont généralement toutes concordantes. Toutefois, nous ne pouvons résister au désir de citer un mémoire récent dû à deux auteurs anglais, Clarke et Amory [1], qui ont longuement étudié les effets des bromures de potassium et d'ammonium, et qui sont arrivés à démontrer que « l'effet du médicament s'opère par l'action directe qu'exerce celui-ci sur les vaisseaux sanguins ou sur le système vaso-moteur, d'où dépend la contraction de ces vaisseaux. De là, les propriétés du bromure, comme modérateur ou sédatif du pouvoir réflexe général dans les maladies spasmodiques ou convulsives, — comme sédatif vasculaire dans l'hypérémie du cerveau et de la moelle. » Le D\u2019 Saison [2] avance, d'autre part, que sous l'action du bromure de potassium les capillaires se contractent, le bulbe et la moelle s'anémient, tandis que la strychnine amenant au contraire la dilatation des capillaires ces deux médicaments sont antagonistes.

Quoi qu'il en soit, il semble bien avéré aujourd'hui que le bromure de potassium a sur le bulbe une action anémiante et dépressive spéciale; et, puisque l'ingestion de ce médicament a fait développer le Cheyne-Stokes — dans des cas où il y avait déjà, il est vrai, une gêne circulatoire par lésion cardiaque ou artérielle — il nous semble que la théorie proposée par Traube pour l'explication du phénomène de Cheyne-Stokes est généralement exacte.

D. *Moment d'apparition de la période d'apnée.* A

---

[1] Des effets physiologiques et thérapeutiques du bromure de potassium et d'ammonium, par Edw. Clarke et R. Amory (de Boston). Traduction par Labadie-Lagrave *in Gaz-Hebdom.* Année 1872 et 1873.

[2] Thèse de Paris. 1868. Antagonisme du bromure de potassium et de la Strychnine.]

quel moment de l'évolution respiratoire, le thorax reste-
t-il immobile pendant le Cheyne-Stokes? Y a-t-il une loi
générale réglant le moment d'apparition de la pause? Y
a-t-il une différence à ce sujet entre l'apnée pathologique
et l'apnée que nous avons appelée physiologique, ou si
l'on veut expérimentale?

L'arrêt plus ou moins subit de la respiration est un
point particulier de l'étude des fonctions du pneumogastrique qui pendant longtemps a exercé la sagacité des
physiologistes : pendant longtemps aussi le plus profond
désaccord régna à ce sujet entre les différents observateurs. Cette opposition des résultats provenait de la différence des conditions d'expérimentation dans lesquelles
se trouvait ou se plaçait tel ou tel physiologiste. On n'at-
tendra pas de nous ici un exposé didactique de toute cette
question, dont les détails fort intéressants à développer
et à suivre nous entraîneraient sur un terrain que les limites et le but de notre travail ne nous permettent malheureusement pas de parcourir ; qu'il nous suffise pour
donner une idée de l'étendue de cette question, de citer
parmi ceux qui ont étudié ce point délicat de physiologie :
Traube, l'illustre et regretté Claude Bernard, Budge,
van Helmont, Rœhrig, Rosenthal, Schiff, Paul Bert, Arloing et Tripier, Franck etc., etc.

Nous ne saurions entrer dans l'exposé, même succinct,
des résultats obtenus par tous ces savants et habiles expérimentateurs qui ont vu, après des excitations diverses
du pneumogastrique, l'apnée se produire, les uns en inspiration (Traube, Claude Bernard, Snellen, Rosenthal)
les autres en expiration (Budge, P. Bert, Arloing et Tripier, Franck). Les tracés pneumographiques de P. Bert

sont parfaitement concluants et c'est son opinion qui est aujourd'hui généralement admise. Ainsi, l'apnée expérimentale se produit en expiration. Il en est de même de l'apnée pathologique : nous l'avons déjà fait remarquer dans notre premier mémoire et les tracés de Cheyne-Stokes que nous possédons, de même que ceux qui ont été recueillis et publiés par Franck, démontrent péremptoirement que, dans le Cheyne-Stokes, l'apnée se produit en expiration. Toutefois le thorax n'est pas complétement revenu sur lui-même, comme il l'est à la fin d'une forte expiration ; mais généralement la ligne d'arrêt répond à peu près au 1/4 supérieur de l'ensemble du tracé.

Nous avons cherché à nous rendre compte physiologiquement de ce fait et il nous a semblé qu'il venait encore confirmer l'idée que dans le Cheyne-Stokes il y a, comme cause première et fondamentale, une diminution d'excitabilité du centre respiratoire. En effet, le mouvement d'inspiration, qui est le *temps actif* de l'acte respiratoire, exige pour se produire l'intervention d'une excitation nerveuse (qu'elle soit directe ou réflexe, peu importe ici) ; tandis que l'expiration, *temps passif*, se fait généralement, ou tout au moins peut se faire sans participation des centres nerveux, puisqu'elle est due presque en totalité à l'élasticité seule des poumons. Or, d'après cela, il est évident que chez un individu dont le centre respiratoire n'est pas assez excitable pour commander régulièrement aux mouvements de la respiration, ce sera le mouvement d'inspiration qui, le premier, fera défaut, et conséquemment le thorax restera en expiration jusqu'à ce que la dose de l'excitant du centre bulbaire soit suffisante pour développer une réaction.

§ 2. — Dyspnée ou Hyperpnée

Cette période dont l'appellation n'est pas parfaitement exacte, comme me le faisait récemment remarquer M. le professeur Chauveau, attendu qu'elle ne présente pas les vrais caractères de la dyspnée, c'est-à-dire, difficulté d'exécuter les mouvements respiratoires, ou obstacle à l'introduction de l'air, ou gêne de l'hématose, mais seulement une exagération dans l'amplitude des mouvements respiratoires qui d'ailleurs s'exécutent sans difficulté et sont suivis de leur effet physiologique (expulsion de l'acide carbonique, absorbtion de l'oxygène)[1], cette période, disons-nous, est celle dont l'évolution régulière est, à notre avis, la plus importante et la plus caractéristique du phénomène que nous étudions. Nous nous sommes déjà suffisamment étendu, dans un chapitre précédent sur ses caractères d'ampliation et de décroissance graduelles et successives, pour que nous n'y revenions pas ici. Remarquons seulement que sa durée est fort variable, et que les limites dans lesquelles elles peut osciller sont beaucoup plus étendues que celles de l'apnée.

A. *Durée.* — Dans certains cas, cette période dure 15 à 20 secondes seulement (obs. I, VI, IX), dans d'autres, elle est de 30 à 50 secondes (obs. II, III, IV, V, obs. de Traube et obs. VI de Bernheim). Parfois même elle atteint le chiffre de 60, 65 et même plus (obs. VII, VIII et obs. de Cheyne). Dans les observations de Bernheim

---

[1] Le terme d'Hypernée serait physiologiquement plus exact, et comme terminologie il serait mieux opposé à celui d'Apnée.

nous notons (obs. VIII), dyspnée = 25 secondes et, dans ce cas, elle est égale à l'apnée : dans l'observation IX, nous trouvons D = 10 secondes. Nous voyons ainsi que, en général, la période de respirations est plus longue que l'apnée. Une fois seulement nous trouvons qu'elle lui ait été inférieure, c'est dans l'observation IX de Bernheim. En général aussi, nous voyons la durée de la dyspnée être inversement proportionnelle à celle de l'apnée. Nous avons déjà parlé de cette relation en traitant de l'apnée. Nous jugeons inutile d'y revenir encore ici.

B. *Fréquence*. — Quant à la fréquence des périodes respiratoires, elle est aussi en corrélation avec la durée des périodes de pause ; plus l'apnée sera courte, plus fréquent sera le retour de l'*hyperpnée*. Mais, comme d'autre part celle-ci durera plus longtemps, nous voyons que, somme toute, la fréquence subit peu de modifications. En prenant une moyenne générale, on peut dire que le cycle complet de dyspnée et de pause s'accomplit en une minute ou une minute et demie.

C. *Causes*. — Dans notre premier mémoire, en exposant les théories explicatives de Traube et de Filehne, nous avons déjà parlé des causes provoquant la reprise et le rhythme de la respiration. Mais en relisant les détails de la longue et scientifique discussion qui surgit entre ces deux auteurs, un point nous a paru digne d'intérêt et nous avons entrepris à ce sujet quelques recherches dans le laboratoire de pathologie expérimentale de l'École vétérinaire, si gracieusement ouvert par son directeur aux étudiants en médecine. Qu'il nous soit permis d'offrir ici à MM. Chauveau et Arloing l'expression de notre respectueuse gratitude pour la bienveillance avec laquelle ils nous ont accueilli et aidé de leurs conseils.

Filehne avait dit que, après avoir dénudé les deux carotides d'un lapin ou d'un autre animal et passé un fil au-dessous d'elles, on peut, en exerçant des tractions sur ces fils, faire développer des mouvements respiratoires dyspnéiques d'autant plus amples et plus rapides que l'ischémie des centres nerveux est plus complète. Et même, ajoute Filehne, en graduant l'énergie, la fréquence et la durée de ces tractions, on peut produire le rhythme respiratoire de Cheyne-Stokes. ·

Nous avons répété cette expérience et nous avons, en effet, constaté que la dyspnée survenait après qu'on a exercé des tractions sur les carotides; mais le début de l'accélération respiratoire ne coïncide pas avec le début de la traction; il s'écoule en moyenne 15 ou 16 secondes au moins avant que la respiration ne commence à devenir plus ample et plus précipitée. Et même, cet effet est si tardif que, la première fois, ayant soulevé les artères pendant 11 secondes seulement, nous avons vu les modifications respiratoires ne se produire que 1 ou 2 secondes après avoir cessé les tractions. D'ailleurs, ce résultat n'est pas constant et chez le même animal il ne se reproduit pas toujours avec régularité, comme nous l'ont montré les tracés graphiques que nous avons recueillis pendant nos expériences. Puis, en voyant l'intervalle qui sépare le début des tractions du début de la dyspnée (si dyspnée il y a), nous nous sommes demandé si cette modification du rhythme respiratoire reconnaissait bien pour cause l'ischémie produite par les tractions, ou si elle n'était pas due à une fluxion collatérale s'établissant dans les autres artères qui pénètrent dans le crâne et vont serpenter sur la face inférieure du bulbe. Voici d'ailleurs l'exposé de notre expérience.

EXPÉRIENCE I. — 16 février 1878. — *Ischémie cérébrale par tractions sur les carotides.* — *Accroissement d'amplitude et de fréquence de la respiration* — Lapin de cinq mois, vigoureux. Après l'avoir fixé sur la planchette, nous découvrons les deux carotides et nous passons un fil au-dessous de chacune. Après quelques minutes de repos, à 10 h. 50 , nous enregistrons la respiration qui est de 50 par minute. — A 10 h. 51, nous soulevons les fils pendant 11 secondes. C'est seulement 2 secondes après la cessation des tractions que surviennent les mouvements respira-toires dyspnéiques qui durent pendant 13″. De 8 qu'ils étaient pendant 10 secondes avant les tractions, ils atteignent le chiffre de 10 pendant 10″· — 1 minute après, nous soulevons les artères. Pendant 12″ environ nous constatons d'abord du ralentissement avec diminution d'amplitude, — puis, pendant quinze autres se · condes, la respiration est plus ample, très-irrégulière, — nous cessons les tractions : pas de ralentissement, pas de diminution d'amplitude.

Une minute plus tard, nous soulevons de nouveau les deux ca-rotides pendant 50 secondes, sans obtenir la moindre modifica-tion.

Une demi-minute plus tard, nous soulevons ; il s'écoule 16 se-condes pendant lesquelles l'amplitude des mouvements respira-toires est moindre, leur fréquence à peine modifiée ; puis, brus-quement, il y a une très-grande inspiration et durant 21″ la respiration est très-ample, précipitée : au lieu de 8 mouvements respiratoires qu'il y avait en 10″ avant les tractions, nous en comptons 11 et demie pendant le même laps de temps à ce moment-là. Alors, nous cessons les tractions, et immédiatement l'ampli-tude diminue beaucoup : la fréquence redevient moindre aussi, nous ne comptons que 9 mouvements respiratoires par 10 secondes.

Quelques minutes plus tard, nous avons exercé les tractions pendant 62 secondes, mais la dyspnée a été loin de durer aussi long-temps. Elle n'a apparu que 16″ environ après le début des tractions : l'amplitude et la fréquence des mouvements respiratoires a été en augmentant pendant 23″ jusqu'au moment où nous avons lâché les fils qui soulevaient les artères. Alcrs, après quelques mouvements irréguliers, la respiration à pris un rhythme plus calme et moins ample, mais jamais nous n'avons pu obtenir de vraie pause.

Surpris de voir l'ischémie amener une augmentation de l'excitabilité des centres nerveux, nous avons fait quelques recherches bibliographiques et nous avons trouvé en effet[1] que l'ischémie *brusque, subite,* comme l'hypérémie brusque, subite, mettait en relief l'excitabilité de l'axe cérébro-spinal, de telle sorte que M. Bertin a pu émettre sur le système nerveux une appréciation assez originale en le comparant à une bobine d'induction dans laquelle l'ouverture aussi bien que la fermeture du courant inducteur développe un courant secondaire.

Mais il y a un pas immense, et M. Bertin le fait bien remarquer aussi, entre l'ischémie brusque et l'anémie lente, progressive, provénant soit d'une diminution de la qualité ou de la quantité du sang, soit d'une gène circulatoire générale ou locale. Dans ce cas en effet, bien loin d'être accrue, l'excitabilité du centre cérébro-spinal est d'autant plus affaiblie que l'anémie est plus prononcée. Or, telles sont bien les conditions dans lesquelles se trouvent les malades qui présentent le phénomène de Cheyne-Stokes et qui tous ont des altérations du cœur ou des artères ayant pour résultat définitif un défaut d'irrigation régulière. Et même en admettant que chez ces malades le centre vaso-moteur soit encore assez puissant pour amener par son excitation une contraction des artères, nous croyons qu'elle serait de bien minime

---

[1] Émile Bertin. Article, *moelle épinière* (pathologie, anémie et ischémie.) *Dictionnaire de Dechambre.*

influence sur le fonctionnement du centre respiratoire, parce que : 1° les artères ayant généralement des parois altérées, déformées, indurées, doivent fort peu obéir aux incitations du centre vaso-moteur et les modifications de leur calibre doivent être fort minimes et 2° le centre respiratoire dont l'excitabilité est déjà si diminuée, ne doit pas être susceptible d'éprouver une influence quelconque à la suite d'un changement aussi faible dans la quantité du sang qui le traverse.

D'ailleurs nous avons essayé de nous placer expérimentalement dans les conditions où doivent se trouver les malades atteints de Cheyne-Stokes et nous avons recherché si sur un bulbe dont l'excitabilité est diminuée par le chloral, le bromure de potassium ou la morphine, l'ischémie brusque pouvait comme sur un bulbe sain pro voquer un accroissement de l'excitabilité.

EXPÉRIENCE II. — *Lapin morphinisé. Ischémie des centres nerveux : effet nul sur la respiration.* (16 février 1878. — 3 h. soir). — Nous reprenons le lapin qui nous avait servi dans notre précédente expérience ; sa respiration est beaucoup plus précipitée que le matin (80 par minutes). A 3 h. 15' nous injectons 2 centig. et demi de chlorhydrate de morphine. Nous voyons alors peu à peu la respiration se ralentir et diminuer d'amplitude (plus loin nous donnerons la relation d'expériences faites uniquement en vue d'étudier l'influence de la morphine sur la respiration). Pendant trois heures que nous avons observé l'animal et enregistré sa respiration presque continuellement, nous avons maintes fois oblitéré par des tractions les deux carotides ; une seule fois nous avons obtenu une modification du rhythme respiratoire : c'était 20' environ après l'injection de morphine, la fréquence n'a pas changé, l'amplitude seule a augmenté ; mais, comme dans l'expérience précédente, la modification ne s'est manifestée que 15 secondes après le début des tractions.

EXPÉRIENCE III. — *Lapin chloralisé. Ischémie des cen-*

tres nerveux. — Effet nul sur la respiration (17 février 1878).

A 3 h. 10, — nous fixons un lapin sur la planchette. Sa respiration très-précipitée est de 110 par minute. Nous lui faisons dans l'espace de cinq minutes deux injections hypodermiques de 0 g. 25 de chloral chacune. Immédiatement la fréquence de la respiration est bien diminuée. Deux minutes après l'injection, le lapin respire 85 fois par minute. A 3 h. 30, l'animal est complétement insensible aux piqûres. Sa respiration est de 69 minutes. Nous avons enregistré sa respiration d'une façon continue au moyen du *mouvement hélicoïdal* jusqu'à 6 h. 15 et nous avons vu le ralentissement s'accentuer de plus en plus, si bien que à 6 h. 14 le lapin n'exécutait plus que 24 respirations par minute. Pendant toute cette période de temps, nous avons très-souvent, au moins une fois par 15 minutes, tiré sur les fils qui soulevaient les carotides, nous maintenions parfois les tractions pendant une minute ou une minute et demie, jamais nous n'avons pu obtenir la moindre modification du rhythme respiratoire, dont l'amplitude et la fréquence allaient toujours s'affaiblissant.

Nous avons ainsi démontré, croyons-nous, la vérité de l'opinion que nous avancions dans les lignes précédentes, c'est que chez les individus dont le centre respiratoire a perdu une partie de son excitabilité, les changements plus ou moins brusques qui peuvent survenir en plus ou en moins dans la quantité de sang qui le traverse, ne peuvent pas influencer le peu d'excitabilité qui subsiste. De tout ceci il nous semble que nous pouvons déduire que ce syndrôme, présenté et soutenu par Filehne — excitation du centre vaso-moteur, contraction des artères, ischémie bulbaire, dyspnée — ce syndrôme, disons-nous, qui peut en partie se reproduire chez les animaux dont les systèmes circulatoire et nerveux sont sains, ne doit pas exister chez les malades qui présentent habituellement le phénomène de Cheyne-Stokes. Nous croyons donc que l'acide carbonique peut, à lui seul, par sa quantité croissante pendant la période d'apnée, exciter d'abord les radicules pulmonaires du pneumogastrique, d'où les mouvements respiratoires superficiels qui n'en éliminent que fort peu : puis, comme il continue à s'accumuler, son action se fait sentir sur les nerfs périphériques de la peau et des muqueuses qui transmettent au centre nerveux une excitation allant se réfléchir sur le bulbe et accroître ainsi l'excitation directe portée sur cet organe par l'acide carbonique qui le traverse — c'est d'ailleurs la théorie de Traube.

Nous venons de parler de l'excitation des nerfs périphériques comme étant une cause de mouvements respiratoires : nous ne rappellerons pa ici toutes les recherches entreprises sur ce sujet. Les expérimentateurs qui ont étudié cette question, qui n'est d'ailleurs qu'un corollaire de l'étude du nerf pneumogastrique, sont fort nombreux et nous les avons déjà tous cités. Mais il est un fait clinique très-singulier que nous avons observé chaque fois que nous nous sommes trouvé en présence d'un malade atteint de Cheyne-Stokes et qui vient appuyer cette idée que les excitations périphériques se réfléchissent sur le buble : c'est la prolongation de la période respiratoire et parfois l'accroissement de l'amplitude des mouvements, lorsque l'on captive l'attention du malade par un procédé quelconque, soit en lui causant, soit en le faisant lire, comme nous l'avons noté dans nos observations II et III. Toujours nous avons retrouvé ce phénomène en apparence si bizarre de la persistance de la respiration, quand l'attention est fortement éveillée.

§ 3. — ÉTAT DU POULS PENDANT LES DEUX PÉRIODES

Sur ce point, les opinions les plus diverses et les plus contradictoires ont été émises. Déjà dans notre premier mémoire, nous avons discuté cette question en nous appuyant sur les faits cliniques que nous avions pu observer et les tracés comparatifs du pouls et de la respiration que nous avions recueillis. Nous nous sommes cru en droit d'affirmer que pendant l'apnée, la tension artérielle est plus faible que pendant la dyspnée : parce que, pendant la pause nous avions observé que le nombre des battements cardiaques est notablement augmenté, et que, au sphygmographe, la ligne d'ascension tracée par la plume au moment où l'ondée sanguine est lancée dans les artères est plus élevée que pendant la période respiratoire. Les observations que nous avons pu faire depuis cette époque n'ont fait que nous confirmer dans cette idée et nous croyons pouvoir aujour-d'hui maintenir notre proposition d'alors, c'est que la tension artérielle est diminuée pendant l'apnée. Dans certains cas, il est vrai, la différence entre les nombres de battements n'est pas très-élevée ; disons d'ailleurs que, en général, elle n'est jamais considérable, surtout parce que les intervalles

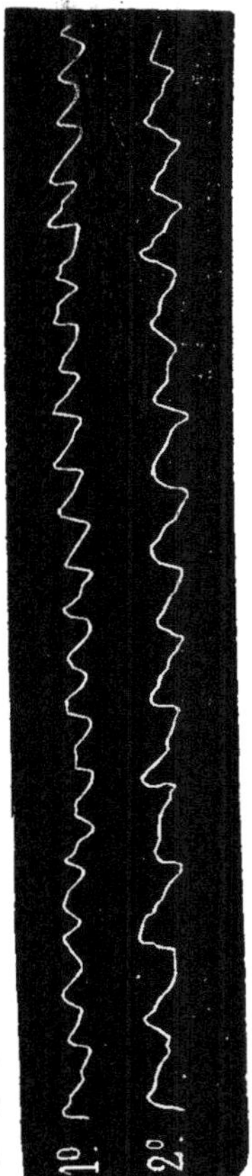

Planche III.

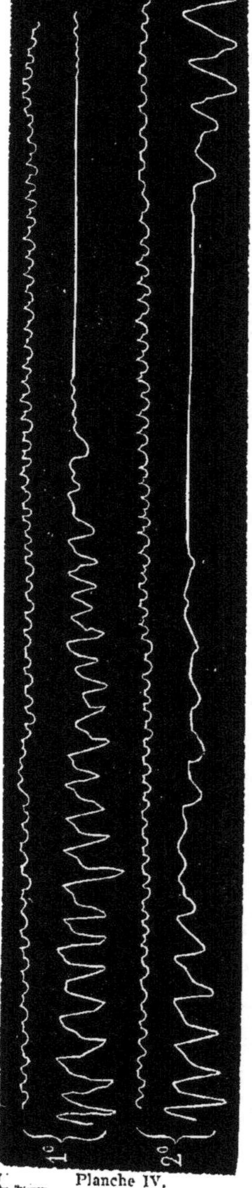

Planche IV.

de temps pendant lesquels on compte les pulsations radiales sont généralement forts courts, puisqu'ils doivent être égaux pour les deux périodes, en général 10 ou 15 secondes. Cependant, chez certains malades, nous avons noté des différences de 4, 6 battements en plus pendant 10 secondes d'apnée que pendant 10 secondes de dyspnée. D'autres fois, nous ne trouvions que un ou deux battements en plus. Une fois même, (obs. VIII), nous avons noté un fait contradictoire dont l'explication nous a jusqu'ici échappé.

D'ailleurs, même chez des malades qui ne présentaient pas le phénomène de Cheyne-Stokes, mais qui avaient une respiration irrégulière, entrecoupée de pauses, nous avons aussi constaté d'une façon très-nette que pendant l'apnée il y a accélération des battements cardiaques.

Puis nous l'avons expérimentalement recherché sur nous-même et voici le résultat de nos observations. Notre pouls battait 15 au 1/4 — nous restons 15″ sans respirer et pendant ce temps nous comptons 16 pulsations; d'autres fois nous pou-

vons rester 30″ en apnée et alors le pouls, qui pendant les
15″ précédentes avait battu 13 ou 14 fois, bat 15 ou 16
pendant les 15 premières secondes d'apnée et 16 ou
17 pendant les dernières. Nous avons fait de nom-
breuses recherches dans les auteurs à ce sujet et nous
avons toujours trouvé que pendant les pauses il y a diminution de la tension artérielle. (Voir entre autres, les
mémoires avec tracés très-probants de François Franck[1].)
Les tracés que nous donnons ici nous montrent dans la
planche IV que, pendant la pause le nombre des
battements est plus considérable et que la ligne d'ascension de l'aiguille du sphygmographe est plus élevée, le
crochet de l'insuffisance aortique est plus accentué. Dans
la planche IV nous voyons en 1°, le tracé du pouls
pendant l'apnée et en 2° le pouls pendant la dyspnée.
— Ces tracés par l'évidence si palpable de leurs caractères peuvent se passer de tout commentaire.

§ 4. — État des yeux

A. *Pupille.* — Cette diminution de la tension artérielle nous rend compte des phénomènes oculo-pupil-
laires que nous avons observés sur tous nos malades, et
qui avaient été signalés déjà par quelques-uns des auteurs ayant écrit sur le Cheyne-Stokes. Nous avons toujours constaté que pendant l'apnée la pupille était
contractée, quelquefois même punctiforme; dès que sur-

---

[1] Recherches sur l'influence que les variations de la pression intra-crânienne et intra-cardiaque exercent sur le rhythme des battements du cœur.
In Travaux du laboratoire de M. Marey. année 1877. — Recherches sur
l'action cardiaque du chloral. Troquart et Franck, *ibid.* — De quelques arrêts respiratoires, etc., par Franck, *in Journal d'Anatomie.* 1877.

venait le premier mouvement respiratoire qui terminait
la pause, la pupille se dilatait et arrivait, au moment des
inspirations exagérées, à être considérablement élargie.
Et cette succession régulière des phénomènes se reproduisait constamment à chaque nouvelle période. Aussi
sommes-nous fort surpris de voir certains auteurs avancer
que la pupille est dilatée pendant la pause et contractée
pendant la dyspnée. Il suffit cependant de voir un
malade atteint de dyspnée, par exemple un cardiaque,
pour constater que pendant les efforts considérables qu'il
exécute pour faire pénétrer de l'air dans sa poitrine, sa
pupille est énormément large. Dailleurs d'autres observateurs avaient déjà signalé les phénomènes dont nous
parlons : Ziemssen, Bernheim avaient aussi noté que
pendant la pause il y a atrésie et insensibilité de la pupille, tandis que pendant la dyspnée il y a mydriase et
sensibilité à la lumière.

Or, d'autre part, nous savons par les expériences de
C. Bernard et autres, que la section du grand sympa-
thique au cou amenant une paralysie des vaso-moteurs
de cette région, avec diminution de la tension artérielle,
s'accompagne toujours de resserrement pupillaire.

L'explication que nous venons de donner des phénomènes pupillaires est différente de celle de Bernheim qui
les attribue à une paralysie du centre cilio-spinal,
voisin du centre respiratoire, et participant à sa perte
d'excitabilité. D'après cet auteur, quand l'acide carbonique
accumulé peut enfin exciter le centre respiratoire pour
faire développer un mouvement de respiration, le centre
cilio-spinal éprouverait aussi cette excitation et la pupille
se dilaterait.

B. *Direction de l'axe des globes oculaires.* — D'autres phénomènes se passent encore du côté des yeux, mais ils sont moins constants que les precédents. Pendant la pause, il arrive souvent que les deux yeux subissent une déviation latérale conjuguée, se portant généralement en haut, tantôt à droite, tantôt à gauche. Nous avons plusieurs fois constaté ce symptôme dont l'explication nous échappe ; y avait-il chez ces malades une lésion cérébrale et alors *regardaient-ils leur lésion?* En tout cas, si ces lésions encéphaliques existaient, elles n'avaient pas toujours donné lieu à des phénomènes appréciables du côté des membres, soit au point de vue du mouvement, soit au point de vue de la sensibilité. Mais, nous le répétons, ce qui pourrait donner quelque créance à notre hypothèse, c'est que les phénomènes ne se sont pas retrouvés chez tous les malades.

C. *Conjonctive.* — Il en est de même d'une conjonctivité intense, survenant brusquement, que nous avons notée chez deux de nos malades. Une fois elle fut généralisée, atteignit les deux yeux, (obs. II) : une autre fois, elle fut monoculaire (obs. VII). Nous n'avons pas trouvé que ce symptôme ait été observé par les auteurs qui ont écrit sur la respiration de Cheyne-Stokes. Et nous nous sommes demandé si cette apparition généralement brusque d'une conjonctivite chez nos malades n'avait pas quelque analogie avec les altérations conjonctivales et cornéennes que C. Bernard a vu apparaître chez les animaux auxquels il faisait une section de la cinquième paire. Mais il faudrait un nombre plus considérable d'observations et surtout de nécropsies faites spécialement en vue de rechercher ces altérations, pour juger de cette question.

§ 5. — Phénomènes intellectuels. Obnubilation pendant l'apnée

Chez presque tous nos malades, nous avons constaté que pendant l'apnée il y a une obnubilation plus ou
moins profonde, le plus souvent complète, de l'intelligence;
le malade s'endort, ne répond plus aux questions qu'on
lui pose. — Les entend-il? nous ne le croyons pas : car
jamais les malades, une fois réveillés, n'ont répondu aux
demandes que nous leur avions faites pendant l'apnée.

Mais il est un phénomène bizarre que Bernheim rapporte dans une de ses observations; le malade, surpris
par la période d'apnée au milieu d'une réponse, s'endor-
mait, devenait muet et reprenait le fin de sa phrase interrompue, lorsque les mouvements respiratoires reparais-
saient. Nous n'avons pas observé cette singularité chez
nos malades, et même au contraire, comme nous l'avons
déjà dit plus haut, les malades dont nous attirions fortement l'attention par une cause un peu puissante (conver-
sation ou lecture) restaient en dyspnée — la pause ne se
produisait pas au moment où elle aurait du arriver, son
apparition était retardée et le malade restait alors dans
la position qu'il avait, quand la pause venait le surprendre.

§ 6. — Secousses convulsives a la fin de l'apnée

Un autre fait que nous avons observé plusieurs fois et
qui nous semble intéressant, ce sont des secousses convulsives générales qui précédaient de une ou deux secondes le premier mouvement respiratoire. Chez certains

malades ces secousses se remarquaient à la fin de chaque
période d'apnée; le malade alors se réveillait, ouvrait les
yeux, sa pupille se dilatait et le mouvement respiratoire
s'accomplissait. Quelle explication pourrait-on donner
de ce phénomène? Bernheim se borne à signaler le symp -
tôme sans l'expliquer. Nous croyons pouvoir l'attribuer
à l'irritation des radicules pulmonaires du pneumogastrique par l'acide carbonique, et nous nous croyons d'autant plus autorisé à soutenir cette idée que récemment
dans le *Centralblatt*, 1878, nº 2, Langendorff et Zander
viennent de publier le compte rendu d'expériences très-
intéressantes sur des *convulsions épileptiques à la suite
de l'irritation périphérique du nerf vague*. Dans ce mémoire, dont nous devons la traduction à l'obligeance de
M. le Dr Chauvet, chef de clinique médicale, les auteurs
font observer que chez des lapins non narcotisés on obtient difficilement les effets cardiaques et pulmonaires de
l'irritation périphérique du vague. Mais si on chloralise
les lapins, de façon à avoir une abolition de tous les
actes volontaires en laissant intact le pouvoir réflexe,
on obtient par l'irritation électrique du pneumogastrique un arrêt du cœur, un arrêt de la respiration et tout
à coup éclate une véritable attaque d'épilepsie avant
que le cœur ne recommence à battre. Si la dose de chloral est trop forte, que le centre convulsif soit complète-
ment paralysé, on n'observe pas de convulsions. Or, chez
nos malades, les conditions requises par ces expérimentateurs pour la production de ce phénomène, se trouvent
parfaitement remplies. Le centre bulbaire est moins excitable qu'à l'état normal et il n'est pas complétement
paralysé : nous n'observons pas, il est vrai, de véritable

attaque épileptique, mais il faut tenir compte de la différence d'intensité entre ces deux excitants, *électricité et acide carbonique*. Nous croyons donc pouvoir légitimement considérer ces secousses convulsives comme étant la conséquence de l'irritation des radicules du pneumogastrique par l'acide carbonique qui se trouve dans l'artère pulmonaire et ses branches.

CHAPITRE V

DIAGNOSTIC

C'est plutôt pour nous conformer à l'ordre didactique que par nécessité, que nous exposerons le diagnostic, ou plutôt les moyens de rechercher et de reconnaître ce symptôme. Nous nous sommes assez étendu sur ses caractères pour n'avoir pas besoin d'en reparler ici : mais pour découvrir son existence et la différencier des rhythmes plus ou moins voisins, il faut, nous ne craignons pas de le dire, une certaine attention, et parfois même il faut user de quelques subterfuges. Souvent, nous l'avons dit, les malades dont l'attention est éveillée par les questions et quelquefois même uniquement par la présence du médecin, auront une prolongation insolite de la période respiratoire et le diagnostic pourrait *ipso facto* être difficile, inexact, incomplet. Lorsque l'on se trouvera en présence d'un malade que l'on supposera, ou que l'on aura reconnu être dans les conditions que nous avons énoncées comme nécessaires à la production du phénomène, nous conseillons d'examiner son mode respiratoire sans qu'il s'en aperçoive. Par exemple, après avoir pris auprès de lui les principaux renseignements dont on a besoin pour poser un diagnostic général, on peut rester quelques minutes sans rien dire — en comptant le pouls, si l'on veut — et alors, s'il est atteint du Cheyne-Stokes, le malade qui aura eu une période respiratoire fort longue pendant l'examen, sera vite surpris par une période d'apnée pendant le repos relatif qu'on lui accordera.

De même, si l'on arrive près d'un malade pendant son sommeil, on l'examinera attentivement avant de le réveiller, et si le phénomène existe, on peut être certain que c'est à ce moment-là, qu'on l'observera le plus facilement. Toutefois, il est fort rare qu'un malade ayant du Cheyne-Stokes un peu développé puisse réellement dormir pendant un certain temps. Dans toutes les observations que nous avons recueillies ou analysées, nous avons toujours vu que le malade s'est plaint d'une insomnie cruelle et persistante — parce que la période respiratoire venait forcément entrecouper à de fréquents intervalles le sommeil commencé pendant une pause.

Un autre subterfuge, lorsqu'on aura à sa disposition un stéthoscope un peu long, consiste à le placer, le pavillon en bas, sur l'épigastre du malade. Le moyen est grossier, il est vrai, mais il nous a souvent rendu service et on peut en suivant les oscillations imprimées à ce nouveau genre d'appareil amplificateur, avoir une idée assez exacte du rhythme respiratoire du malade. Mais nous recommanderons de ne jamais mettre la main sur la poitrine du malade, dans l'espoir de suivre ainsi les mouvements respiratoires, comme nous l'avons vu faire souvent. Ce moyen est on ne peut plus défectueux et l'on se rend ainsi très-difficilement compte des différences d'amplitude entre des mouvements successifs de respiration. Il vaut mieux se servir uniquement des yeux, et en usant du petit moyen dont nous venons de parler, qui a pour effet d'agrandir et de faire ressortir nettement les mouvements d'ampliation du thorax, il est rare qu'on n'arrive pas à préciser exactement le rhythme que présente le malade en examen.

Enfin, si l'on a à sa disposition des appareils spéciaux, prendre le tracé pneumographique du malade est évidemment le moyen le plus sûr, souvent le plus rapide, et le plus irréfutable.

Dans quelles maladies verrons-nous apparaître ce phénomène? autrement dit, quelle en est la pathogénie? Cheyne, lorsqu'il publia sa première observation, en 1816, le considéra comme un signe d'affections cérébrales ; — il l'avait constaté dans un cas d'hémorrhagie ventriculaire double. — Stokes, en 1834, dans son traité des maladies du cœur et de l'aorte, en fit le signe pathognomonique de la dégénérescence graisseuse du cœur, mais cependant il disait l'avoir observé dans beaucoup d'autres cas encore : tumeur cérébrale, méningite, coma urémique, etc.—Traube le considéra comme un signe pouvant se rencontrer dans les affections les plus variables : maladies du cœur avec ou sans altération graisseuse, avec ou sans affection cérébrale constatée, stade comateux de l'urémie, 3e stade de la méningite tuberculeuse, le cœur et les vaisseaux pouvant être peu altérés. Mader, Ziemssen, Laycock, Chvosteck, Bernheim vinrent tour à tour avancer, en se répétant un peu les uns les autres, qu'on pouvait le rencontrer dans une foule de cas.

Cependant nous croyons pouvoir faire des restrictions,

et de l'ensemble des faits que nous avons pu analyser dans les auteurs ou observer personnellement, pouvoir dégager une loi générale qui préside au développement de ce phénomène. Est-il d'origine cardiaque, comme le veut Stokes; est-il d'origine cérébrale, comme le pensait Cheyne? Le problème ainsi posé nous semble insoluble : et nous croyons qu'il serait bien téméraire de repousser complétement l'une ou l'autre de ces deux influences ; car nous avons acquis cette conviction que le phénomène ne peut se développer sans un trouble antérieur dans le fonctionnement des deux systèmes, *nerveux et circulatoire*. Nous avons démontré, croyons-nous, que la condition primordiale présidant à l'explosion de ce symptôme, c'est une diminution de l'excitabilité du bulbe — *phénomène cérébral* — ayant pour origine une ischémie progressive et plus ou moins profonde — *phénomène circulatoire* —, nous ne disons pas cardiaque, parce que cette ischémie peut provenir d'une autre cause que d'une lésion cardiaque ; elle peut être due à une gêne locale de la circulation bulbaire (athérôme, endartérite déformante, tumeur, etc.). Cependant nous avons été frappé de ce fait que tous ou presque tous les cas de Cheyne–Stokes que nous connaissons, se sont développés chez des malades atteints d'insuffisance aortique, avec ou sans rétrécissement de cet orifice. Nous pensons donc que l'on ne peut actuellement considérer ce phénomène ni comme exclusivement cardiaque, ni comme exclusivement cérébral, mais comme étant la manifestation d'une double altération fonctionnelle, cérébrale et cardiaque.

CHAPITRE VI

VALEUR PRONOSTIQUE DU PHÉNOMÈNE

Tous les auteurs qui ont parlé du Cheyne-Stokes ont signalé la gravité considérable de ce symptôme; et en effet, il est rare qu'il apparaisse bien longtemps avant la terminaison fatale. Toutefois, sa durée est fort variable et doit probablement dépendre du degré de résistance de l'individu aux causes morbifiques. Parfois ne se montrant que pendant quelques heures, il dure parfois aussi plusieurs jours et même plusieurs semaines. Dans notre obs. II, nous l'avons constaté pendant trois semaines environ : Bernheim l'a observé aussi, une fois ou deux, pendant un assez long temps.

Mais il est un fait assez rare que nous avons relevé dans notre obs. VIII : c'est l'*intermittence* de ce phénomène. Le malade présenta ce mode respiratoire pendant quel-ques jours ; puis il disparut, et revint ensuite plus tard pour redisparaître encore partiellement.

Bernheim, dans son observation VI, parle aussi d'un malade frappé deux fois d'hémorrhagie cérébrale à un an d'intervalle l'une de l'autre. Chaque fois il présenta le phénomène qui disparut pendant l'intervalle séparant la première attaque de la deuxième. Mais la seconde fois, le phénomène persista pendant plusieurs semaines, *près d'un mois et demi*, et le malade succomba. Ces cas d'in-termittence sont évidemment des exceptions; car, en gé-néral, les conditions vitales dans lesquelles se trouvent les malades pour que le phénomène puisse se développer sont trop graves et incompatibles avec une persistance bien longue de la vie. Nous aurions pu dresser un tableau dans lequel nous aurions fait entrer tous les cas de Cheyne–Stockes que nous avons pu colliger (ils sont environ au nombre de 28), afin de prendre la moyenne de la durée de ce phénomène. Mais les statistiques, comme on l'a dit, prouvent tout ce que l'on veut et ne prouvent rien, surtout pour des faits de ce genre. Bornons-nous donc à dire que ce symptôme, s'il n'indique pas fatalement une mort prochaine, a tout au moins une très-haute valeur pronostique et doit éveiller la sollicitude des personnes qui entourent le malade.

CHAPITRE VII

TRAITEMENT

Peut-on théoriquement instituer une médication s'adressant directement aux causes du phénomène? A-t-on cliniquement trouvé un moyen capable de modifier ces conditions? Telles sont les deux questions que nous nous proposons d'étudier dans ce chapitre.

Nous avons dit que le phénomène devait essentiellement son origine à une perte d'excitabilité des centres nerveux ; théoriquement, toute médication qui pourra réveiller cette excitabilité — sans toutefois trop l'exagérer, car alors nous retomberions dans un état aussi grave qué le premier — devrait procurer du soulagement au malade et atténuer le phénomène.

Malheureusement, il n'en est pas ainsi. Parmi les *Excitateurs du pouvoir réflexe* (Rabuteau), la strychnine seule jusqu'ici, du moins à notre connaissance, a été employée. Nous ne nous attacherons pas à discuter, à rechercher par quel mécanisme elle peut agir sur les centres nerveux. Nous avons déjà dit que le Dr Saison lui attribue une action hypérémiante des centres nerveux et propose, comme en étant l'antidote, le bromure de potassium qui est au contraire ischémiant.

Nous avons relaté dans l'observation III l'usage des injections hypodermiques de strychnine qui ont été pratiquées sans résultat heureux sur la marche du phénomène; celui-ci parut au contraire s'accentuer encore davantage sous cette influence. La dose aurait-elle dépassé une certaine limite qu'il faudrait respecter dans ces cas spéciaux? Ce n'est qu'en multipliant les observations de ce genre qu'on pourra juger de cette question.

L'électricité a été appliquée par Bernheim qui, dans son observation VIII, rapporte avec beaucoup de détails qu'en promenant le pinceau électrique sur la face et le cou, il arriva à diminuer un peu la durée de l'apnée, qui de 25 à 30 secondes tomba à 15. Mais, dit-il, le nombre des respirations ne fut pas augmenté, la période respiratoire ne sembla pas se prolonger, et, somme toute, le résultat fut peu important, puisque, malgré la persistance de la faradisation qui fut continuée pendant plus d'une heure, on vit les pauses devenir de plus en plus longues, et finalement le malade ne put être sauvé.

Mais, si nous n'avons pas trouvé quelle est la médication qui puisse guérir cet état, tout au moins pouvons-nous être très-affirmatif à l'égard de certains médicaments dont nous ne saurions assez *proscrire* l'usage dans ces cas-là ; nous voulons parler de tous ceux dont l'effet sera de diminuer encore ce peu d'excitabilité qui subsiste ; telles sont les substances nommées habituellement hyp-notiques, narcotiques, et dont Rabuteau a fait le deuxième groupe des médicaments qu'il rassemble sous le nom de modificateurs de l'innervation ; ce sont les agents *diminuant le pouvoir réflexe :* codéine, narcéine, morphine, éther, anesthésiques, chloroforme, bromoforme ; nous y ajouterons les solanées vireuses, leurs alcaloïdes et le bromure de potassium. D'ailleurs, cet effet nuisible de quelques-uns d'entr' eux avait été déjà signalé. Traube, en particulier, avait insisté sur les inconvénients de la morphine chez les malades présentant le phénomène ou prédisposés à l'avoir ; il avait vu sous l'influence des opiacés le phénomène s'accentuer quand il existait déjà et éclater d'emblée quand le malade se trouvait dans les conditions possibles de son développement.

Bernheim cite aussi une observation (obs. VIII) dans laquelle il semble bien que le Cheyne-Stokes ait eu pour cause occasionnelle une injection de morphine.

Nous avons pu observer nous-même un cas du même genre, et nous croyons qu'il ne sera pas inutile de le rapporter ici. Ce fait sera un nouvel enseignement pour ceux qui, captivés par cet espoir que la morphine fait disparaître la dyspnée, — on verra plus loin à quoi nous faisons allusion ici, — auraient la malencontreuse idée de faire une injection hypodermique à un malade atteint de Cheyne-Stokes.

OBSERVATION X. — *Emphysème. Bronchite chronique, In-suffisance tricuspide, Cheyne-Stokes.* — Marie-Anne Ster....

couturière, 53 ans, entre à l'Hôtel-Dieu, salle Sainte-Marie, n° 46, le 14 janvier 1878.

L'état de cette malade est assez grave. Comme antécédents héréditaires, elle nous apprend que son frère est mort subitement. Ses autres parents n'ont jamais fait de longues maladies. Quant à elle, à l'âge de 11 à 12 ans, elle eut des battements de cœur qui durèrent quelques semaines. Aurait-elle eu une endocardite rhumatismale? Nous ne pouvons arriver à le savoir, parce que la malade fort oppressée répond difficilement et avec ennui aux questions qui lui sont posées.

Elle a eu 8 accouchements qui n'ont jamais été entravés par aucune complication. L'année dernière, elle a eu une attaque de rhumatisme articulaire aigu généralisé qui dura deux mois et demi environ. A ce moment, les palpitations ont reparu plus violentes. Enfin, il y a 15 jours, à la suite d'émotions causées par la maladie de sa fille et de son mari, elle a été obligée de s'aliter, à cause des douleurs qu'elle éprouvait dans la région cardiaque. Elle aurait pris froid en soignant sa fille. Actuellement : œdème considérable des membres inférieurs depuis une dizaine de jours environ ; cet œdème atteint aussi les parois abdominales jusqu'au dessus de la partie moyenne du corps.

Tympanisme considérable. Pas d'ascite.

Poitrine. — Sonorité à peu près normale partout, peut-être un peu exagérée dans les régions moyennes, en arrière: inspiration soufflante : gros râles muqueux, humides, ronflants, très-sonores. Respiration irrégulière, entrecoupée de petites pauses. De temps à autre, accès de toux. Expectoration mucoso-purulente, peu aérée.

Cœur. — Battements épigastriques très-forts. Auscultation rendue très-difficile par les gros râles dont nous avons parlé et qui masquent en partie les bruits cardiaques. Toutefois, on distingue assez nettement un souffle systolique, dont le maximum n'est pas au dessous du mamelon, mais au niveau de l'articulation de l'appendice xyphoïde avec le manubrium : On diagnostique une insuffisance tricuspide.

Nous relevons le tracé pneumographique et nous voyons que des pauses de 3 à 4 secondes sont suivies de périodes respiratoires de 6 à 10 secondes. Les premiers mouvements respiratoires (2 ou 3) qui suivent la pause sont moins amples que les 3 suivants : puis il

y en a trois autres plus petits et une nouvelle
pause. Cette succession, cette évolution complète se fait en 20 secondes environ, de telle
sorte que la série complète se répète en
moyenne 5 fois par minute. (Voir planche V,
tracé 1°).

4 heures et demie, soir.— Le rhythme respiratoire n'existe plus avec ses caractères aussi
tranchés ; la malade est beaucoup plus affaissée
que le matin. Elle ne répond plus du tout aux
questions qu'on lui pose. Elle est cyanosée,
respire avec une difficulté considérable et est
complétement indifférente à ce qui se passe au-
tour d'elle. Nous prenons son tracé pneumographique qui est fort différent de celui qu'elle
présentait le matin et n'en a plus la régularité périodique : on lui fait une injection hypodermique de 7 miligrammes et demi de chlorhydrate de morphine, dans l'espoir de faire
cesser un peu sa dyspnée et de l'exciter légèrement, en se basant sur les faits avancés par
Huchard [1] et Gubler. [2] Puis, pendant une heure
et demie environ, nous relevons des tracés
pneumographiques toutes les 5 minutes afin
de juger de l'effet produit par la morphine.
Nous constatons alors que dix minutes environ
après l'injection, la respiration, presque subitement, devient beaucoup moins ample, moins
précipitée : il y a presque entre chaque mouvement respiratoire un certain temps de pause,
d'arrêt complet en expiration. Ce ralentissement avec pauses respiratoires s'accentue de
plus en plus, et vers 6 heures et demie, nous

[1] De la médication opiacée dans l'anémie cérébrale due
aux affections du cœur. Application au traitement de
l'anémie, en général, *in Journal thérapeutique,*
1877, n° 1.

[2] Indications comparées de la morphine et de la digitale dans le cours des affections organiques du cœur,
loco citato, n° 10.

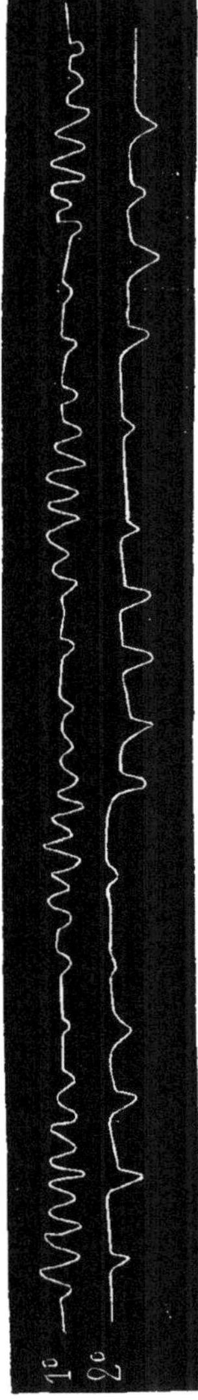

Planche V.

avons obtenu le tracé qu'on lit en 2° planche 5. Il est facile de remarquer que chaque expiration est suivie d'une longue pause : le rhythme Cheyne-Stokes a de nouveau reparu avec ses caractères assez bien accentués, mais l'évolution des périodes est beaucoup plus lente que le matin. La pupille, qui était énorme avant l'injection, s'est bientôt rétrécie; elle est presque punctiforme, les battements cardiaques sont moins violents. — La malade est dans la somnolence.

Mort dans la nuit, sans phénomènes particuliers.

Autopsie, 17 janvier, par M. le professeur Pierret.

Sujet gras. Infiltration œdémateuse des deux membres inférieurs, petites taches érythémateuses disséminées sur la face interne des jambes et à la partie antéro-interne des cuisses.

La cavité abdominale contient une certaine quantité de liquide citrin, non floconneux. A première vue, pas de traces appréciables de péritonite aiguë ou chronique.

Intestin dilaté par des gaz, ainsi que l'estomac, dont le volume est considérablement augmenté. Pas de liquide dans les plèvres, pas de traces de pleurésie. Pas d'autres lésions pulmonaires que de l'emphysème portant sur les lobes supérieurs et sur les bords inférieurs des autres lobes.

A la coupe, un certain degré de congestion pulmonaire diffuse. Rien à noter au hile du poumon.

Coloration violacée des bronches, remplies d'un liquide spumeux et sanglant.

Le cœur, volumineux, plein, pèse 580 grammes. Le cœur droit est dilaté, mais la dilatation porte principalement sur l'oreillette droite. L'orifice tricuspide est élargi de manière à constituer une espèce de fente auriculo-ventriculaire, jusqu'au niveau de l'anneau d'insertion de la valvule. Le parenchyme est mou et se laisse pénétrer par le doigt ; l'infundibulum ne paraît pas aussi dilaté que l'oreillette et le ventricule.

Les valvules sigmoïdes sont saines.

Le cœur gauche est moins malade : mais on observe sur la face auriculaire de la valvule mitrale des épaississements formant de petites crêtes mamelonnées. Il en est de même des valvules sigmoïdes.

Le foie semble être le siége d'une cirrhose réelle : il est cependant un peu granuleux, surtout au niveau de son bord antérieur. A la coupe, on reconnait l'aspect dit du foie muscade. Les orifices des veines sus-hépatiques sont sensiblement dilatés, mais sans l'être à un degré extrême.

Les reins ont un volume normal, sans altération sensible. On trouve seulement sur |la capsule des traces de petits kystes ou d'infarctus guéris depuis longtemps.

La rate pèse 150 grammes : elle n'est pas grosse; résistance légère ; elle est un peu altérée et mamelonnée à la surface.

Intestin, utérus, annexes, sains. Quelques traces d'inflammation ancienne rétro-utérine, au niveau desquelles se sont développées des corps fibreux.

Rien de particulier dans la vessie.

Le D' Huchard, pour expliquer l'effet de la morphine sur la respiration, admet que dans l'insuffisance aortique il y a anémie ou ischémie bulbaire, non-seulement par cause générale (difficulté d'émission de l'ondée sanguine), mais aussi par cause locale, citant à ce sujet l'opinion d'Otto Weber : « Il faut que des causes locales entrent en jeu toutes les fois qu'il doit y avoir une anémie locale, et l'on conçoit difficilement que celle-ci puisse résulter seulement de la diminution de la force d'impulsion du cœur » (cité dans thèse de Bachelet, sur *ischémie cérébrale*, Paris 1868). Revoir obs. VIII de Bernheim.

Et alors l'opium agirait en congestionnant localement le bulbe, en facilitant la distension des artères de cette région. En cela, le D' Huchard se rallie à l'opinion des auteurs qui soutiennent cette théorie ; mais nous savons qu'elle est combattue, contredite de point en point par d'autres expérimentateurs ou observateurs.

D'ailleurs, il nous semble que le D' Huchard fournit lui-même des armes pour le combattre, car il ajoute plus loin : « Dans les affections mitrales, ou chez les enfants dont le cerveau se congestionne facilement, chez les pléthoriques, etc., l'opium est mal supporté, il agit mal, pré -

cisément par ce qu'il augmente la congestion cérébrale,
loin d'amener l'anémie exigée pour le sommeil. » Mais
quelques lignes plus haut nous venons de voir le D͏ʳ Huchard rapporter que chez ses malades, il a obtenu, grâce
à la morphine qui hypérémiait leur bulbe, une diminution
de fréquence des mouvements respiratoires et du sommeil
(ce qui est exact) : d'autre part, le sommeil physiologique
s'accompagne aussi de ralentissement respiratoire. Le
D͏ʳ Huchard reconnaîtrait-il alors deux genres de sommeil, l'un par anémie, l'autre par hypérémie bulbaire ?
Nous croyons que, ce dernier ne doit pas exister; et, à nos
yeux, l'action hypérémiante de la morphine sur le bulbe,
— en admettant qu'elle existe, — ne serait pas la cause
principale de son effet ralentissant sur le rhythme respiratoire. Nous considérons sa puissance déprimante, son
pouvoir modérateur réflexe comme dominant de beaucoup l'effet vasculaire. C'est en diminuant l'excitabilité
des centres nerveux qu'agit surtout la morphine. Une
autre preuve est précisément le temps qu'il lui faut pour
agir sur le rhythme respiratoire. Si la morphine agissait
sur les artères, son effet serait presque instantané, ou
tarderait au plus de quelques minutes, tandis que c'est en
moyenne dix minutes seulement après l'injection (et le
D͏ʳ Huchard l'a fort bien remarqué) que l'effet modérateur
commence à se produire. Ce *temps perdu* avant que l'effet
de la morphine ne commence à se manifester, nous l'avons
toujours retrouvé au moins de dix minutes, chez les autres malades à qui nous avons fait des injections, ou même
expérimentalement chez des animaux.

Exᴘ. IV. -- Lapin vigoureux, injection de 2 centigrammes de

chlorhydrate de morphine, ralentissement considérable de la respiration. 14 février 1878.

Nous enregistrons d'abord la respiration normale du lapin, c'est elle que l'on peut voir,
en 1° dans la planche VI.—Nous ferons remarquer que, *dans cette planche seulement*, l'inspiration répond à la ligne d'élévation, tandis
que dans toutes les autres, l'inspiration est,
comme cela se voit généralement, représentée
par la ligne de descente. Cette différence tient
ici à l'appareil que nous avons employé (double
tambour de Marey). Nous faisons une injection
de 1 centigramme de chlorhydrate de morphine
et, 8 minutes après, le rhythme respiratoire
commence à changer. Chaque temps est ra-
lenti, et au lieu de 59 mouvements qu'il y avait
par minute, nous n'en comptons plus que 48
sur notre tracé. 5 minutes plus tard, nous faisons une nouvelle injection. 2 heures après le
début de l'expérience, la respiration a pris le
rhythme qui est représenté en 2° (planche VI),
25 respirations par minute. Le lapin n'est pas
complétement insensible, il dort; mais si on le
touche ou qu'on le pique, il réagit assez vive-
ment, et les secousses qu'il donne produisent
d'immenses crochets sur notre tracé. A 6 h. 1/2,
c'est-à-dire 4 heures après l'injection, le dernier tracé que nous avons enregistré est le 3°
de la planche VI. 14 inspirations par minute.

On voit de la façon la plus évidente
que la morphine qui n'a commencé à
agir que huit minutes environ après
qu'elle eût été injectée, a progressivement accentué son *pouvoir modérateur
réflexe* et progressivement aussi la respiration s'est ralentie en présentant à la
fin de chaque expiration des pauses d'au-

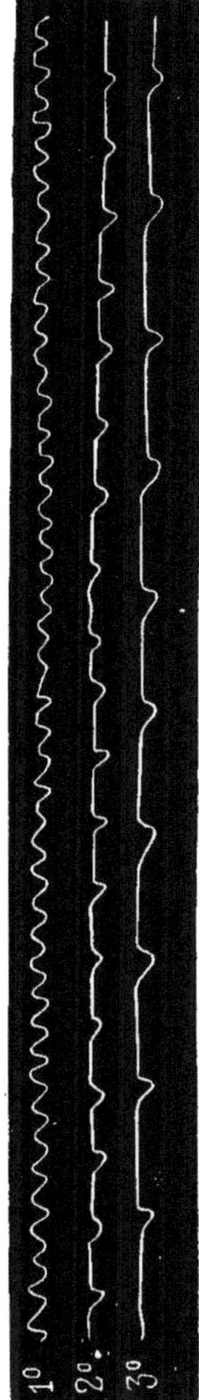

Planche VI.

tant plus longue que l'intervalle de temps qui s'était écoulé depuis l'injection était plus considérable.

Nous avons observé les mêmes particularités chez un malade qui était dans le service de M. R. Tripier. Ce malade, cardiaque, était depuis plusieurs jours dans un état d'oppression fort pénible, constante, présentant de temps à autre une petite période de rémission.

Chez lui la morphine amena une amélioration relative? — Sous son influence, la dyspnée fut en grande partie calmée, la respiration devint plus lente, plus régulière, moins ample — le sommeil revint, les pupilles qui étaient énormes avant l'injection se rétrécirent considérablement[1]. Ces effets, d'ailleurs bien connus de la morphine, ne mériteraient pas d'être signalés si ce n'était pour insister encore sur le danger de son administration dans des cas de ce genre. Il est facile, en effet, de remarquer que le ralentissement des mouvements respiratoires, la diminution de leur amplitude, le développement d'une pause progressivement croissante à la fin de chaque expiration, doivent considérablement aggraver l'état des malades dont les fonctions respiratoires sont déjà si profondément troublées.

[1] Le Dr Vibert du Puy, a longuement étudié cette action de la morphine sur la pupille dans un Mémoire paru *in Journal de Thérapeutique*, 1877, intitulé : *Des injections de morphine avant la paracentèse.*

CONCLUSIONS

En résumant notre travail, nous arrivons aux conclusions suivantes :

1° Dans certaines affections chroniques — ou du cœur,
(insuffisance aortique, dégénérescence graisseuse) — ou
des artères (athérome, endartérite), il peut arriver que
l'irrigation artérielle du bulbe soit progressivement et
notablement diminuée.

2° Cette diminution d'irrigation a pour conséquence
une diminution de l'excitabilité des centres nerveux et
particulièrement du centre respiratoire.

3° Cette diminution d'excitabilité a pour corollaire une
tendance rapide à l'épuisement nerveux par excès de
fonctionnement.

4° Il survient alors une irrégularité périodique affec-
tant un rhythme spécial et constant, connu sous le nom
de Respiration de Cheyne-Stckes.

5° Ce type respiratoire est caractérisé par la succession régulière et ordinairement non interrompue des
périodes suivantes : — pause ou apnée — reprise graduelle, — summum, — atténuation graduelle des mouvements respiratoires, — pause.

6° Ce rhythme a une entité particulière, une personnalité distincte des autres rhythmes plus ou moins voisins, tels que le type méningitique.

7° Celui-ci est caractérisé surtout par une irrégularité non périodique, des pauses et des soupirs irréguliers, sans phases de reprise ni d'atténuation graduelles des mouvements respiratoires après et avant les pauses.

8° Pendant les pauses du Cheyne-Stokes, il y a diminution de la tension artérielle, accélération du pouls, rétrécissement de la pupille, déviation latérale conjuguée des deux yeux, obnubilation intellectuelle, pâleur de la face et des muqueuses, insensibilité générale.

9°. Pendant la phase respiratoire, il y a augmentation de la tension artérielle, ralentissement du pouls, dilatation de la pupille, cyanose des mains et du visage.

10°. Les excitations périphériques peuvent prolonger la phase respiratoire.

11° Ce type respiratoire a une haute valeur pronostique et sans être absolument fatal, il précède ordinairement de peu la terminaison.

12° Les médicaments ayant pour effet de diminuer l'excitabilité des centres nerveux, opium, bromures, chloral, etc., tous les modérateurs du pouvoir réflexe ne doivent pas être employés chez les malades présentant ce phénomène, lors même que leur usage semblerait indiqué par une raison spéciale (insomnie, douleur).

13° Ces médicaments ont pour effet de diminuer considérablement l'amplitude et la fréquence des mouvements respiratoires et de faire développer une pause à la fin de chaque expiration : c'est pourquoi ils aggravent le phénomène de Cheyne-Stokes.

PRINCIPAUX OUVRAGES CONSULTÉS PAR L'AUTEUR

OU CITÉS DANS CE TRAVAIL

BERTON. *Traité pratique des maladies des enfants, depuis la naissance jusqu'à l'âge adulte.* 2ᵉ édit., 1842.

BARRIER. *Traité pratique des maladies de l'enfance,* 2ᵉ édit., 1845.

BOUCHUT. *Traité pratique des maladies des nouveaux-nés et des enfants à la mamelle,* 2ᵉ édit., 1852.

GINTRAC. *Cours théorique et pratique de Pathologie interne,* 1853.

WOILLEZ. *Traité clinique des maladies aiguës des voies respiratoires,* 1872.

WOILLEZ. *Dictionnaire de diagnostic médical.*

GRISOLLE. *Traité de Pathologie interne.*

TROUSSEAU. *Cliniques de l'Hôtel-Dieu.*

JACCOUD. *Traité de Pathologie interne.*

WEST. *Maladies des enfants,* traduit par Archambaut, 1875.

ROSENTHAL. *Traité complet des maladies du système nerveux,* 1878, traduit par le Dʳ Lubanski.

RILLIET ET BARTHEZ. *Traité clinique et pratique des maladies des enfants.* 1843.

Mémoires de l'Académie de médecine de 1833 à 1878. Voir surtout au tome VI. Trousseau, sur la laryngite tuberculeuse.

FORGET. *Précis théorique et pratique des maladies du cœur,* 1851.

LUSSANA et LEMOIGNE. *Des centres moteurs encéphaliques.* Archiv. physiol., 1877.

JACCOUD. *Nouveau Dictionnaire de médecine et de chirurgie.* Article méningite.

GERMAIN-SÉE. *Ibidem.* Article asthme.

FILEHNE. Du phénomène respiratoire de Cheyne-Stokes. *Berlin Klin. Wochens,* 1874.

HŒPFFNER. Affections cérébrales : du phénomène de Cheyne-Stokes. *Gaz. méd. de Strasbourg,* 1874.

Rœrhig. Effets des excitations périphériques. *Revue des sciences médicales,* tome II.

Paul Bert. Excitations du pneumogastrique. *Archives de Physiologie,* tome II.

Bernheim. Du phénomène de Cheyne-Stokes. *Gaz. hebdomadaire de médecine et de chirurgie,* 1873.

François Franck. Recherches sur l'influence que les variations de la pression intra-crânienne et intra-cardiaque exercent sur le rhythme des battements du cœur. *In Travaux du labratoire de M. Marey,* 1877.

Troquart et Franck. Recherches sur l'action cardiaque du chloral. *Ibidem.*

François Franck. Étude sur quelques arrêts respiratoires : apnée-phénomène de Cheyne-Stokes. Arrêts réflexes de cause cardiaque. *In Journal d'Anatomie de Charles Robin,* 1877.

Huchard. De la médication opiacée dans l'anémie cérébrale liée aux affections du cœur. Application au traitement de l'anémie en général. *In Journal de thérapeutique,* 1877.

Gubler. Indications comparées de la morphine et de la digitale dans le cours des affections organiques du cœur. *In Journal de thérapeutique,* 1877

Carlet. Article respiration — et la bibliographie qui termine cet article, *in Dictionnaire encyclopédique* dirigé par Dechambre.

Vibert (du Puy). — Des injections hypodermiques de morphine avant la paracentèse. *In Journal de Thérapeutique,* 1877.

EXPLICATION DES PLANCHES

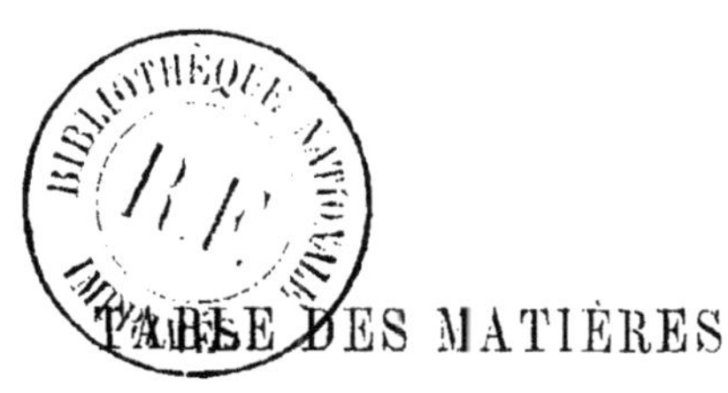

TABLE DES MATIÈRES

LYON. — IMP. PITRAT AINÉ, RUE GENTIL, 4.

LYON. — IMPRIMERIE PITRAT AINÉ, RUE GENTIL, 4.

9 782016 145296